消除肝癌不是梦

伽玛刀治疗原发性肝癌的绝招

主　编　林小田　沙述慧　蔡立莉
副主编　侯国明　肖清华　刘美鹏　王　昱
　　　　曾　芳　赵兴辉
编　委　（以姓氏拼音排序）
　　　　蔡政友　陈楚平　仇建国　郭　涛
　　　　贾　芳　李　鹏　李凤林　李土华
　　　　吕　靖　谭　锋　杨　翅　尹凤鸣
　　　　俞　宏　喻云梅　朱　娟

科学技术文献出版社
SCIENTIFIC AND TECHNICAL DOCUMENTATION PRESS

图书在版编目(CIP)数据

消除肝癌不是梦：伽玛刀治疗原发性肝癌的绝招 / 林小田，沙述慧，蔡立莉主编. —北京：科学技术文献出版社，2013.4
ISBN 978-7-5023-7713-7

Ⅰ.①消… Ⅱ.①林… ②沙… ③蔡… Ⅲ.①肝癌—放射疗法 Ⅳ.① R735.705

中国版本图书馆 CIP 数据核字（2013）第 019587 号

消除肝癌不是梦

策划编辑:薛士滨　责任编辑:巨娟梅　责任校对:唐　炜　责任出版:张志平

出 版 者　科学技术文献出版社
地　　址　北京市复兴路15号　邮编 100038
编 务 部　（010）58882938，58882087（传真）
发 行 部　（010）58882868，58882866（传真）
邮 购 部　（010）58882873
官方网址　http：//www.stdp.com.cn
发 行 者　科学技术文献出版社发行 全国各地新华书店经销
印 刷 者　北京时尚印佳彩色印刷有限公司
版　　次　2013 年 4 月第 1 版　2013 年 4 月第 1 次印刷
开　　本　850×1168 1/32开
字　　数　144千
印　　张　6.5
书　　号　ISBN 978-7-5023-7713-7
定　　价　23.00元

前　言

原发性肝癌是指发生于肝细胞及肝内胆管上皮细胞的癌，包括肝细胞性肝癌、胆管细胞性肝癌和混合细胞性肝癌三种细胞类型。在全世界范围内，原发性肝癌占肿瘤死亡原因的第3位，在我国癌症谱中居第2位。全世界每年新发原发性肝癌60多万，病死人数约50万，其中我国约占50%。由于原发性肝癌发病隐匿，在其病程早期甚至中期可无任何临床症状。在中国，部分人缺乏定期体检的意识，绝大多数的肝癌患者直到出现明显临床症状及体征时才去医院检查而确诊，结果丧失了在肝癌早期可以根治的最佳时机。如果到了肝癌晚期才进行诊治，则预后相当的差，尤其是伴有腹水、黄疸和远处转移者，其生存期往往只有2～3个月的时间，所以将肝癌称为“癌中之王”。

原发性肝癌临床诊断的基础主要依靠三大因素，即慢性肝病的背景、影像学检查结果以及血清甲胎蛋白（AFP）水平。对原发性肝癌的典型病例易于做出诊断，但问题是典型病例均属于中晚期阶段，不管采用何种方法治疗均会对预后有重大影响，因此，应尽量在肝癌的早期做出诊断，最好的办法是努力普及原发性肝癌的防治知识，尤其是对那些年龄在40岁以上的男性或50岁以上的女性，具有HBV或HCV感染、嗜酒、合并糖尿病以及有肝癌家族史的特殊人群应定期进行体检，至少每半年复查1次腹部B超、

AFP和肝功能等检查。影像学检查非常重要，B超是一种最常用、简便、无创和价廉的方法，可以发现肝内的肿块，但对操作者的技术经验有较高的要求。如B超检查有疑问应进行CT检查，一般是先行CT平扫再做CT增强，肝癌的典型表现为动脉期呈显著强化和静脉期/延迟期造影剂的持续消退。核磁共振（MRI）的优点是无放射性辐射，组织分辨率较高。CT和MRI各有优点，必要时最好是两者结合检查，更有利于早期诊断和防止漏诊。肝动脉造影是最敏感的影像学检查，能发现CT或MRI不能显示的微小病变（3～5mm）。原发性肝癌的确诊需要肝活组织病理学检查，它是诊断肝癌的“金标准”。然而，在临床上对肝癌病例行肝活检并不容易，一方面，肝活检有一定的风险，如出血、癌细胞种植性转移和穿刺可能失败等；另一方面，许多基层医院条件所限难以开展肝活检，加之患者的依从性等因素，因而许多肝病专家都认为，在大多数情况下只需要满足于原发性肝癌的临床诊断标准，患者或亲属在签署知情同意书的情况下即可进行相应的治疗。

本书主要从临床实际出发，综合现代医学对原发性肝癌的研究成果和新观念，分别介绍了原发性肝癌的病因、流行病学、发病机制、实验室检查、影像学检查、临床表现、临床诊断、病理诊断、鉴别诊断和中西医治疗肝癌的方法等，书中较详细地介绍了原发性肝癌的多种治疗方法如外科手术、肝动脉介入栓塞化疗、无水酒精注射、射频消融、微波固化、氩氦刀、中医中药、免疫生物治疗、系统化学疗法、护肝药和抗病毒治疗、原发性肝癌并发症诊治和几种严重影响肝癌的特殊症状治疗等；重点介绍了原发性肝癌的伽玛刀治疗问题如原理、进展、方法、适应证、禁忌证、不良反应和影响伽玛刀治疗效果的因素以及临床疗效评价等。众所周知，放射治疗是目前临床上治疗恶性肿瘤的主要手段之一，据估计有70%以上的肿瘤可以通过放射治疗。放射治疗的原则是对肿瘤靶区实施高剂量照射，而对病灶周围的正常组织尽可能减少照射。过去应用的传统放射设备是很难达到这个目的的，近年来放射治疗已进入到三维、调强、影像引导的精确放疗和立体定向放疗，并且，放疗的范围从局限于头部肿瘤到全身实体肿瘤治疗，因而，使得放疗在肿瘤治疗中的地位越来越重要。全身伽玛刀技术是由我国首创，国际领先，具有完全自主知识产权的立体定向放射治疗技术。从1998年中国体部伽玛刀在临床上应用以来，现在全国已有100多家医院正在临床上广泛应用，临床累计治疗肿瘤病例数达10多万例。伽玛刀尤其是对肝癌、周围型肺癌、肝转移癌和肺转移癌及胰腺癌等疗效甚佳，副作用较小，性价比较高，在临床上的应用前景十分广阔。此外，书中还就肝癌患者及家属们感兴趣的肝癌饮食疗法、家庭护理、预防、预后、复发转移和带瘤生存等诸多问题也进行了介绍。

由于原发性肝癌的治疗方法很多，大多数医生总是倾向于自己较熟悉的专业，可谓仁者见仁，智者见智，但不管选择何种治疗肝癌的方法都应遵循以下原则：①安全、经济、有效的基本原则。这一点最重要。②要考虑4个方面的因素：肿瘤情况（数目、大小、位置，是否有血管侵犯、淋巴结转移或远处转移）；全身情况；肝功能情况；抗病毒治疗。③手术切除仍应作为根治的首选方法之一。但也要清楚，临床上能够手术切除的肝癌病例仅20%左右。晚期肝癌勉强行姑息性手术切除对患者的生存期来说未必会有多大的益处。④介入治疗可以说是肝癌的基础治疗，但也有不少禁忌证要注意。⑤要重视抗病毒治疗。我国的原发性肝癌患者绝大多数与慢性乙肝病毒或慢性丙肝病毒持续感染有关，病毒的快速复制与肝癌的发生和复发有关，因此，肝癌患者只要存在病毒感染，建议最好进行抗病毒治疗。临床证实可以减少肝癌术后或放疗后的复发率。⑥要重视肝癌的综合治疗，不能指望一种方法可以解决肝癌的所有问题，因此，应根据患者的实际病情、医院的技术设备条件、患者的经济能力和医师的临床经验等进行综合考虑采取合理的综合治疗措施，以期最大限度地控制病情进展、改善临床症状和延长生存期。但切忌不要进行过多、过量和过度的治疗。

本书强调科学性、实用性，又力求内容丰富、通俗易懂，以供医务人员、医学生、肝病患者和家属以及普通大众参考阅读。在编写过程中，作者参考了大量的国内外对原发性肝癌的研究成果和经验体会，在此，向他们表示最衷心的感谢。另外，由于作者们学识水平有限，书中难免会存在一些不足或错误，敬请同行们批评指正。

编　者

目录 Contents

第一章 原发性肝癌的病因学和流行病学

第一节 原发性肝癌的病因学

通过大量的流行病学和实验研究证实，下列诸多因素与原发性肝癌的发生密切相关。

一、慢性乙肝病毒感染

1.*流行病学资料* 世界卫生组织（WHO）公布的数据显示，乙肝病毒（HBV）与原发性肝癌的发生有极为密切的相关性，它们二者间的相关性达80%以上。其主要理由：（1）HBsAg阳性携带率与原发性肝癌的发病率在地理分布上是一致的。如我国南方沿海地区的HBsAg阳性携带率高，其原发性肝癌的发病率也高。（2）慢性乙肝和HBV感染相关性肝硬化患者发生肝癌的概率较高。据研究，慢性乙肝患者年发生原发性肝癌约0.5%～1%，肝硬化患者年发生原发性肝癌约1%～5%。（3）原发性肝癌患者的HBV感染标志物阳性率较高。据统计，原发性肝癌患者HBsAg阳性率为81.7%，而非肝癌的肿瘤患者HBsAg阳性率为8.3%，健康对照人群为1.4%。临床观察，许多肝癌患者的乙肝“二对半”检查多为“小三阳”（即HBsAg、HBeAb和HBcAb均阳性）、或“小二阳”（HBsAg、HBcAb）、或单项HBcAb阳性。（4）原发性肝癌患者家属发生肝癌的百分率与HBsAg阳性率基本一致，也就是说，原发性肝癌患者家属中发生肝癌者多为HBsAg阳性者，而HBsAg阴性者则发病率较低。有学者对168例原发性肝癌患者检测显示：HBV DNA阳性率为74.4%，而对照组健康人群为10.4%。（5）通过细胞学研究证实，HBV可诱发肝细胞癌变，并可分泌出HBsAg、HBeAg以及HBcAg。（6）通过免疫组织化学ABC染色法和原位分子杂交技术对原发性肝癌患者的癌组织及癌旁组织标本进行检测，证实这些组织中HBsAg和HBV DNA呈阳性。因而，从分子水平上证实HBV感染与原发性肝癌有密切相关。（7）动物实验也发现，嗜肝DNA病毒可引起动物原发性肝癌的发生。（8）在中国大陆和台湾地区通过广泛对婴幼儿和青少年进行乙肝疫苗接种，结果目前的年轻人群HBsAg阳性携带率显著降低，并且，这些免疫人群的原发性肝癌的发病率也显著下降。这也是HBV感染为原发性肝癌病因的最有力证据。

2.发病机制　HBV致肝癌的机制可能是HBV可与宿主DNA整合，虽然其确切机制仍不明确，但它可与原癌基因反式启动、生长因子启动和抑癌基因失活，从而导致细胞失常生长。HBV编码的HBX基因可能通过作用于包括细胞周期素A，蛋白激酶和DNA修复，促进肝细胞癌的发生。

二、丙肝病毒（HCV）感染

根据流行病学调查，在丙肝病毒感染率较高的国家及地区其原发性肝癌的发病率也较高。在日本和西欧原发性肝癌患者中丙型肝炎病毒（HCV）抗体（HBcAb）的阳性率分别为70%和65.6%～75%。我国的原发性肝癌患者中丙型肝炎HCV RNA阳性率为11.9%，远高于普通人群。临床上也发现，HCV感染者容易慢性化，如不进行有效的抗病毒治疗可转为肝硬化甚至肝癌。由于HCV是单链RNA病毒，不会整合到宿主基因组，因此，目前尚无证据证明HCV本身有直接致癌作用。但现代分子生物学研究发现，HCV持续感染可引起肝组织反复炎症坏死并作为致癌的启动因子；此外，另有部分肝癌病例同时存在HBV混合感染，它们二者可能共同参与癌症的发生。

三、 黄曲霉毒素（AFT）

1.黄曲霉毒素引起肝癌的证据 黄曲霉毒素的毒性很强，可引起动物的死亡。1960年英国某农场几个月内出现10万只火鸡突然发病死亡，经调查发现，原来是喂养火鸡的花生粉饲料中含有大量产黄曲霉毒素的霉菌存在；现已证实，黄曲霉毒素可诱导肝癌的发生，已被世界卫生组织确定为能引起人类的Ⅰ类致癌物。据流行病学调查，我国江苏启东县、广西扶绥县均是肝癌的高发区，主要原因是当地的粮食中被黄曲霉毒素污染较严重；另外，非洲肝癌高发区如乌干达当地的粮食如玉米中也存在严重的黄曲霉毒素污染。有学者做动物实验，将已经霉变食物如花生、玉米等喂饲大鼠，结果经过一段时期后，许多大鼠发生肝癌。药理研究证实，黄曲霉毒素是由黄曲霉菌所产生的代谢产物，能耐受100℃的高温，需要280℃的高温才能将其分解灭活，因此，普通的烹调方法是难以将该毒素灭活的。进一步的研究显示，黄曲霉毒素又可分为黄曲霉毒素B_1、B_2、G_1、G_2、M_1、M_2等，其中黄曲霉毒素B_1（AFB_1）是主要的毒素，被称为最强的肝癌致癌物。如进食了被AFB_1污染的食物后，经肠道吸收入肝脏，其代谢产物可与肝组织蛋白质和核酸等大分子结合，从而引起肝细胞损伤和基因突变，导致肝癌的发生。

2.容易被黄曲霉毒素污染的食物　（1）素食类：如玉米、花生、大豆、棉籽等，最容易被黄曲霉毒素污染。（2）粮食加工产品类：如豆油、酱油等，虽然经过高温条件，但黄曲霉毒素仍能保持活性；此外，某些采用霉变的花生、玉米等所炸的食用油中也含有大量的黄曲霉素B_1，因此，在选用花生油、玉米油等食用油时注意信誉好的品牌。（3）动物肉类：动物饲料容易受到黄曲霉毒素的污染，如果动物及家禽进食了这些饲料，一方面影响动物的生长和增加死亡率；另一方面动物及家禽的肉、牛奶、禽蛋等也会含有黄曲霉毒素，人进食后同样也有可能引起肝癌。

四、水污染

早在20世纪70年代，我国对部分肝癌高发区进行采样调查，结果显示：原发性肝癌的发病率与饮用水的水源有密切关系，尤其是饮用沟塘水的居民肝癌的发病率最高。据调查，饮用沟塘水居民的肝癌死亡率可达100/10万。通过进一步对沟塘水分析发现，沟塘水中含有数百种致癌物或促癌物质，如六氯苯、苯并芘、多氯联苯等都有较强的致癌作用；另外，沟塘水常滋生蓝绿藻，它可产生藻类毒素——微囊藻毒素，是一种很强的损肝毒性，可引起肝细胞损伤和坏死，也是一种较强的促癌剂。

五、乙醇

乙醇（酒精）在肝脏内代谢后产生中间产物乙醛，后者对肝脏有直接损伤作用。长期大量饮酒可引起酒精性脂肪肝、酒精性肝炎和酒精性肝硬化；此外，酒精本身还可能有一定的致癌作用。据流行病学调查，长期饮酒者发生肝癌的危险性高于不饮酒者数倍。在欧美国家，酒精性肝硬化以及和酒精性肝硬化有关的肝癌比我国多见。但也有学者认为，乙醇致肝癌的证据仍不足，更可能是乙醇作为共同致癌因子与其他致癌因素如HBV、HCV和肝毒性物质等协同作用。

至于饮酒的种类与肝癌的发生有无差异，目前仍无循证医学证据。可以说，不论是喝白酒还是喝红酒，均有可能引起肝癌，关键在于饮服了乙醇量的多少。有研究表明，每日饮用超过80g酒精量且持续10年以上，患肝癌的危险比每日饮用小于80g者要高5倍。长期大量饮酒易致肝硬化和促进肝硬化失代偿，也是诱发肝癌的重要因素。需要注意的是，我国是乙肝大国，仅乙肝病毒携带者就达1亿2千万人，慢性乙肝患者达2000万～3000万人，肝硬化也达数百万，患者本身的肝功能已受损，对代谢酒精的酶活性减低，解毒功能下降，即便少量饮酒，其损害也是很大的。大量饮酒，极易诱发病毒复制，肝炎活动甚至发生肝功能衰竭。一般认为，在肝炎和肝硬化的基础上，酒精可进一步增加发生肝癌的风险，二者对肝癌的发生有协同作用，因此，最好少饮酒，尤其有肝炎病史者应戒酒。

六、遗传因素

据近交系小鼠动物实验证实：肝硬化和肝细胞癌的发生存在遗传易感性，但在人类中还不清楚。不过临床上经常可以见到，在一个家族中有多人甚至几代人均先后发生肝癌的案例，并且，与肝癌患者血缘关系越近则发生肝癌的人越多，近亲更高于远亲，而家族中无血缘关系者发生肝癌的概率要明显低得多，提示肝癌的发生有一定的家族聚集性和可能有遗传性；另外，有一种慢性遗传性酪氨酸血症，是一种先天性代谢障碍的疾病，发生肝癌的风险很大。有一则报道中43例患者中有16例发生肝癌。这些患者在几个月内可从小结节肝硬化很快进展到大结节肝硬化，最后很快发展为肝癌。但值得注意的是，通过流行病学调查证实，许多肝癌家族聚集现象也同时存在HBV感染聚集现象。众所周知，慢性HBV感染与原发性肝癌的证据非常确切。因此，到目前为止仍无肯定的证据证明肝癌是一定存在遗传的。不过，有学者指出，肝癌患者存在一定的肝癌易感性，也就是说他们对致癌因子比一般人要更敏感些。

七、化学致癌物

在高度发达和工业化程度较高的国家里，肝细胞癌的发生率越来越高，其中一个主要原因就是在人们生活中的化学物质如工业化学品、食品添加剂、防腐剂、清洁剂、化妆品和药物等在生活中的应用越来越多；还有其他化学品如亚硝酸盐、碳氢化合物、溶剂、多氯联苯、有机氯杀虫剂、金属原材料等也都是潜在的致癌物。经实验研究证实，许多化学物质是有致癌作用的。

八、其他因素

据肝癌的多因素分析，患有某些疾病如糖尿病、肥胖、脂肪肝也是肝癌发病的危险因素。众所周知，许多因素如代谢性疾病、饮酒、肥胖等均可引起脂肪肝，长期的脂肪肝可发展为肝硬化，后者可显著增加肝癌的危险。有研究显示，脂肪肝患者发生肝癌的风险甚至类似于丙型肝炎引起肝癌的风险。因此，对脂肪肝患者，应积极消除病因，定期随访检查，由于脂肪肝可能干扰B超检查的灵敏性，如显示不清或疑有病灶，应及时做增强CT检查，以便早期发现肝癌。

第二节　原发性肝癌的流行病学

一、原发性肝癌的发病率情况

据估计全世界每年新增肝癌患者约30万人，居恶性肿瘤的第5位。但各国之间肝癌的发病率存在明显的地理差异，在经济技术较发达的国家及地区如南美、北美、北欧和大洋洲等肝癌发病率较低，发病率<5/10万人，如加拿大男性为3.2/10万人，女性为1.1/10万人；而在经济技术欠发达的国家及地区如东南亚、太平洋地区、远东和非洲撒哈拉沙漠等地域为肝癌高发区，发病率一般在30/10万人以上。我国更是发病率较高和病例数最多的国家之一，肝癌的发病率约为30.3/10万人，其患者总数几乎占到全世界的一半，每年因肝癌死亡人数达14万人。就我国而言，肝癌患者主要分布于东南沿海地区，并且农村地区的肝癌发病率要高于城市，尤其有几个地区是肝癌的极高发区，如江苏省的海门县和启东县、广西省扶绥县、广东省顺德区、福建省同安县等。据报道江苏省启东县近30年肝癌的平均发病率为59.28/10万人，其中，男性为91.65/10万人，女性为27.64/10万人。这些高发区有三个共同的特点：

（1）气候温暖和天气潮湿。常年气温多在30℃以上，相对湿度在80%以上的天数为300天以上。食物极易霉变而被黄曲霉毒素污染。（2）居民饮用闭锁水系的水。如启东和海门县的许多居民的饮用水是从长江经闸门到小河沟渠，然后到居民家中。有些农村居民直接饮用塘水。（3）大多数居民从婴幼儿期开始就暴露在有致癌和促癌因素的环境中。

二、原发性肝癌的好发年龄、性别与种族差异

1.好发年龄　肝癌的发病年龄最小仅数个月婴儿，最大至100岁以上，但高发年龄段主要集中在40～60岁，女性的肝癌高峰年龄段要比男性晚5岁左右。在肝癌高发区其多发年龄段要比一般地区明显提前（如35岁左右），而在肝癌低发地区，其高发年龄段则可能明显延后。

2.性别差异　一般男性多于女性，在肝癌高发区男女比例为（3～4）：1，而在低发地区为（1～2）：1。据动物实验，雌性大鼠对黄曲霉素毒素等致癌物的敏感性要低于雄性大鼠，而对炎症反应的抵抗力则强于雄性大鼠。

3.种族差异　据美国统计，亚洲人种肝癌发病率为8/10万，白种人为5/10万人，黑种人为2.5/10万人。提示亚洲人比白人和黑人更易患肝癌。

三、 容易发生肝癌的危险人群

1.酗酒者　据观察，长期每日饮酒超过含50～70克纯酒精的人群比一般人群较易发生肝癌。动物实验证实，酒精对肝细胞有

直接和间接的损害作用，但仍无足够证据表明酒精本身有直接的致肝癌作用。分析酗酒者容易发生肝癌可能与酗酒可致肝功能受损、肝纤维化及肝硬化，这些因素可明显增加肝癌的发生率。

2.慢性乙肝病毒感染者 乙肝病毒感染与原发性肝癌的相关性达到80%以上，我国原发性肝癌患者中乙肝病毒感染者达75%以上，慢性乙肝患者每年约有0.2%～1.0%可发生肝癌。主要原因是慢性乙肝病毒感染者其HBV DNA可与宿主肝细胞核DNA发生整合，因而容易发生突变形成肝癌。

3.慢性丙肝病毒感染者 中国的原发性肝癌患者中抗HCV阳性率约10%，欧美、日本等国家的原发性肝癌患者中，HCV阳性率却较高，达到35%～75%，甚至高达80%～90%。据推测丙型肝炎感染30年后，每年约有1%～3%将发展为肝癌。许多肝癌病例同时存在乙肝病毒和丙肝病毒混合感染，二者对肝癌的发生可能有协同作用，至于单独的丙肝病毒感染对肝癌的作用似乎不如乙肝病毒明显。

4.饮食习惯不佳者 长期进食如酸菜、腌菜、易霉变的花生、玉米等人群较易发生原发性肝癌。

5.长期饮用塘水及浅沟水者 据流行病学调查，长期饮用沟塘水及浅沟水的人群发生肝癌的几率明显高于饮用深井水者。据孟炜等对肝癌饮水因素进行病例对照研究发现，饮用沟河水者患肝癌的风险大，*OR*值为4.956，提示饮用河沟水是肝癌的一个独立危险因素。进一步研究显示，沟塘水中的微囊藻毒素可能是肝癌的促进剂。

6.长期服用某些药物者 据观察长期服用如抗癫痫药（如苯巴比妥）、降压药、避孕药（如雌激素与孕激素组成）、激素类（如甲基睾丸素、去氢甲睾酮）、解热镇痛药（如安乃近）等药物可能与原发性肝癌的发生有关。

7.从事某些职业的人　目前已确认，氯乙烯有诱发肝癌和肝血管肉瘤的作用，已将其列为职业致癌物，虽然空气、土壤、食物和动物脏器等中均可检出该物质，但以金属清洗人员接触最多，主要是通过呼吸道吸入；此外，有证据表明，长期接触如橡胶制品、亚硝胺、炼油、沥青、苯及可溶物等也与肝肿瘤的发生有关。

8.患有肝硬化者　肝硬化是最容易发生肝癌的疾病之一。据研究，在肝硬化结节组织中可见到较多的异常增生细胞。肝硬化患者每年约有1%～5%的人将发生肝癌。

9.脂肪肝、糖尿病、肥胖症者等　据观察，患有如脂肪肝、糖尿病及肥胖等疾病者发生肝癌的几率明显高于正常对照组。提示这些疾病与肝癌的发生有关。

10.家族中肝癌高发者　肝癌有明显的家族聚集性和遗传易感性，并且，亲缘关系越近，发生肝癌的可能性越大。

第二章 原发性肝癌的诊断

第一节　原发性肝癌的临床表现

一、早期肝癌

早期肝癌患者绝大多数是无任何症状或体征的，仅有少数可能会出现如食欲减退、上腹闷胀、右上腹隐痛、乏力等非特异性症状。此期的患者大多数被漏诊、误诊，只有少数患者在单位组织的常规体检或因患有其他病在做B超、CT或核磁共振（MRI）等检查时被意外发现。因此，单凭临床症状及体征是难以发现早期肝癌的。如果在此期发现并及时合理治疗，能极大地改善患者的预后和延长生存期，甚至可长期存活。但遗憾的是，我国的早期肝癌发现率尚不足20%。因此，要提高对早期肝癌的认识，定期体检，尤其对高危人群应每3～4个月进行一次B超、甲胎蛋白等检查。

二、中晚期肝癌

中期肝癌患者大多数无症状或无特异性症状，如果出现典型的肝癌症状和体征，一般均提示可能处于肝癌中期末至晚期阶段了。中晚期肝癌的主要症状有：

1.肝区疼痛　为肝癌最常见的症状，约有80%的患者是因肝区痛而就诊的。疼痛部位多位于右季肋部、剑突下，或上腹部，多呈持续性隐痛、钝痛或刺痛，少数人疼痛可短期缓解。疼痛原因多因肝肿瘤增长较快压迫或侵犯到肝脏包膜神经末梢所致。由于疼痛表现不典型，极易误诊为其他常见疾病，如左叶肝癌因表现左上腹或中腹部疼痛，易误诊为消化性溃疡、慢性胃炎，尤其是服用“胃药”后可缓解者；如右叶肝癌位置靠近膈肌可表现为右肩部疼痛，易误诊为肩周炎。当突发性出现右上腹部剧烈疼痛，同时伴头晕、眼花、心慌、血压下降等情况，提示可能为肝癌结节破裂大出血，有生命危险，应及时就诊。

2.肝脏肿大　自觉肝区饱胀不适，或伴疼痛感。体查在右上腹或剑突下区可扪及肿大的肝脏，质地较硬，有触痛，肝表面触及高低不平的结节，肝边缘不规则。B超检查肝最大斜径大于14cm。

3.脾肿大　多见于肝癌伴肝硬化，或肝癌伴门静脉或脾静脉内癌栓，或因肝癌压迫门静脉或脾静脉致充血性脾肿大。查体在左季肋部可扪及肿块。部分病例需行B超检查证实（脾厚＞4cm）或CT检查示脾厚明显或脾长超过7个肋单元。

4.黄疸　多见于肝癌晚期，主要原因为癌肿压迫胆管或胆管内有癌栓使胆汁排泄不畅，引起胆汁反流入血；也可因病毒大量复制引起肝细胞炎症坏死或肝硬化活动引起黄疸。主要表现为尿黄，似浓茶水样或酱油色，皮肤发黄，双眼发黄。对肝癌来说，黄疸的出现是预后不佳的警示。

5.腹胀与腹水　腹胀可出现于肝癌的各期，以晚期多见，主要原因是消化不良，或大量腹水引起。腹胀的出现提示可能有腹水，而腹水的出现多见于肝癌晚期，癌细胞向腹腔种植转移，或肝癌结节破裂血性腹水；肝癌伴肝硬化失代偿、严重低蛋白血症者更易出现腹水。如果合并腹腔感染则可能会出现剧烈腹胀和顽固性腹水。单纯腹胀者查体可见腹部饱胀，一般无明显压痛，如合并腹腔感染者可有压痛。少量腹水者移动性浊音不明显，查体不易发现，需要做B超检查证实腹腔有液性暗区存在；中至大量腹水者表现腹围明显增大，尿量明显减少，移动性浊音阳性，腹水征阳性，B超检查可确诊。

6.**发热** 约5%～10%的肝癌患者可出现发热，体温多在37～38℃，以午后明显；极少数可出现高热（39.1℃以上），通常不伴寒战，这种发热应用抗菌药治疗多无效，其原因可能与肿瘤组织生长过快以致缺血缺氧坏死从而释放致热源所致，故又称癌热，是预后不佳的表现。口服吲哚美辛（消炎痛）等非甾体类药物可降温。

7.**消化道症状** 如食欲减退、消瘦、腹部不适、恶心、呕吐、疲乏无力等，与肝功能减退有关。

8.**肝区血管杂音** 主要见于某些巨块型的肝癌，以听诊器在肝区可闻及吹风样血管杂音，也是肝癌的特殊体征，其原因与较大的肝癌肿块压迫或扭曲肝总动脉或腹腔动脉所致。

9.**恶病质** 又称恶液质，见于肝癌晚期患者，表现为明显消瘦、食欲不振、精神萎靡、表情呆滞、两眼深陷、颧骨突出，形似骷髅。主要因进食营养不足、癌症消耗营养过多、机体长期处于负氮平衡状态，机体蛋白质和脂肪耗竭，也是癌症死亡的原因之一。

10.**肝癌转移的症状** 如肝癌细胞转移至其他组织器官可引起相应的症状，如癌细胞至腹腔淋巴结或脊柱可表现为腰背疼痛；转移至肺可出现咳嗽、咯血、气急等；转移至胸膜可出现胸痛、血性胸水；肝癌细胞栓塞肺动脉或分支可引起严重的呼吸困难、胸痛；肝癌细胞阻塞下腔静脉可引起下肢水肿、血压下降；转移至骨骼可引起疼痛、病理性骨折；转移至颅内可出现头痛、恶心、呕吐等颅内高压症状。

11.肝癌的特殊表现 （1）自发性低血糖症：发生率约10%～30%，表现为头晕、眼花、乏力、虚汗等，严重者可出现昏迷、休克甚至死亡。其原因与残留肝组织的糖原储备不足、肝癌组织糖酵解增强、胰岛素肝内灭活作用降低及肝细胞异位分泌胰岛素或胰岛素样物质等有关。（2）红细胞增多症：发生率约2%～10%，血象检查示红细胞计数绝对值增多，其发生机制是肝癌合并肝硬化时，肝脏灭活功能降低，使红细胞生成素半衰期延长，血中潴留增加，刺激骨髓产生过多的红细胞所致。（3）伴癌综合征：是由于肝癌本身代谢异常或癌组织对机体发生各种影响引起的内分泌或代谢方面的症候群。该综合征的出现与肿瘤大小、是否转移、有无癌栓等密切相关。临床表现缺乏特异性，主要表现为低血糖症、红细胞增多症、高血脂、高血钙、性早熟、促性腺激素分泌综合征、类癌综合征等；此外，少数患者还可出现甲状腺功能亢进、性征改变、皮肤卟啉症、神经系统病变、高血压等，易被误诊或漏诊。肝癌伴癌综合征的诊断标准：①实验室检查：空腹血糖值≤3.0mmol/L；血清钙≥2.8mmol/L；血胆固醇≥6.0mmol/L；末梢血红细胞总数：男性$\geq 6.0\times 10^{12}$/L；女性$\geq 5.5\times 10^{12}$/L；血小板计数$\geq 350\times 10^{9}$/L；白细胞总数$\geq 15\times 10^{9}$/L，并排除其他感染和应激因素等；②相关检查指标连续2次以上异常，并排除其他因素；③手术切除、伽玛刀放疗、肝动脉栓塞化疗等治疗后相应指标明显下降或降至正常。本综合征的出现，预示预后较差，易发生门静脉癌栓，平均生存期时间不到半年。

第二节　原发性肝癌的实验室检查

一、肝癌标志物检查

（一）甲胎蛋白检查

甲胎蛋白，全称为甲种胎儿球蛋白（AFP），主要来自胚胎肝细胞；此外，卵黄囊细胞及胃肠道上皮细胞也可少量分泌。由于在原发性肝癌时，该项指标可显著升高，因此，临床上一直作为辅助诊断原发性肝癌的重要参考指标。

1.AFP诊断原发性肝癌的参考标准　除孕妇、新生儿和生殖腺胚胎瘤因素外，如果血中AFP升高符合下列条件者应考虑肝癌的可能：（1）AFP＞500μg/ml，持续4周；（2）AFP由低浓度逐渐升高而不降；（3）AFP＞200μg/ml以上，持续8周。

2.AFP升高的其他疾病　AFP并不是原发性肝癌惟一特有的指标，因为其他某些疾病也可出现AFP不同程度升高甚至明显升高，即所谓假阳性情况。（1）急慢性活动性肝炎、暴发性肝炎（急性重型肝炎）、亚急性和慢性重型肝炎、活动性肝硬化、酒精及药物中毒性肝损伤等。这些病引起的AFP升高可能与肝细胞坏死后细胞再生有关，较少超过400μg/ml，但也有极少数慢性活动性乙肝或肝硬化病例其AFP可达1000μg/ml，不过，经过有效治疗后它会随着肝功能的恢复而逐渐下降甚至正常。（2）胚胎源性肿瘤如睾丸、卵巢和其他恶性胚胎源性肿瘤等可引起AFP升高。（3）其他恶性肿瘤如胃癌、胆管细胞癌、胰腺癌等也偶有AFP升高。

3.生理情况下的AFP升高　如孕妇、新生儿可出现AFP升高，但随着孕妇分娩后或新生儿年龄增长而恢复正常。

4.AFP阴性的肝癌　约有30%的原发性肝癌的AFP水平不高甚至正常，即所谓假阴性。这是因为控制AFP表达的基因活化程度高的肝癌细胞所分泌的AFP就多；反之，如表达AFP的基因失活，则肝癌细胞就不分泌AFP或分泌较少，从而致血清AFP呈阴性。因此，不能单凭AFP升高与否来诊断或否定肝癌。

5.AFP与肝癌病情和预后的关系　据报道，将AFP阴性（<20μg/L）与AFP阳性（>20μg/L）二组肝癌患者相比较，结果显示：AFP阴性组的临床表现较轻、缺乏特异性、小肝癌居多、HBsAg阳性率低，其生存率也明显比AFP阳性组要高，更值得注意的是，AFP>1000μg/L的患者预后极差，在确诊后1年的病死率几乎达100%。AFP升高的患者经有效治疗（如手术切除、伽玛刀放疗、介入栓塞化疗等）后AFP常呈进行性下降甚至完全恢复正常，这也是治疗有效的较敏感和可靠指标；反之，如治疗后AFP下降不明显，则说明效果欠佳，或存在较多的癌细胞残留灶。因此，应密切观察治疗后的临床、生化、B超和CT等改变，至少术后半年每1～2个月复查一次，以后酌情而定。

（二）肿瘤胚胎性抗原标志物

1.甲胎蛋白异质体　在扁豆凝集素亲和电泳中，甲胎蛋白异质体的条带可分为L_1、L_2和L_3，其中，L_1来自良性肝病；L_2来自孕妇；L_3为肝癌细胞特有。正常值为10%～15%，>15%提示为肝癌。检测该项目的意义：①可诊断亚临床肝癌。此期B超、CT等影像学检查为阴性，AFP无升高或升高不明显，而AFP-L_3可阳性；②肝硬化患者出现AFP-L_3升高，提示可能存在肝癌细胞或有可能在3～18个月内会转化为原发性肝癌，因此，应及时处理；③鉴别良性与恶性肿块：良性肝病<25%，而恶性肝病>25%；

④鉴别原发性肝癌与继发性肝癌和生殖系统肿瘤：前者以ConA结合型为主，后者以游离型为主；⑤可作为原发性肝癌的疗效判断及评价预后的指标。

2.癌胚抗原（CEA） 该项目对肠癌、乳腺癌和肺癌诊断、疗效评价和估计预后等有较好的参考价值。大多数的肝癌患者CEA并不高，仅有少数原发性肝癌出现CEA升高，因此，如果临床和影像学检查提示肝脏占位性病变为恶性肿瘤，而AFP不高、CEA明显升高，提示肿瘤可能为结肠癌或直肠癌等出现肝脏转移所致，应进一步做胸部CT和胃肠道内镜等检查以及时发现原发癌灶。

（三）酶与同工酶

1.γ-谷氨酰转移酶（γ-GT）及同工酶 γ-谷氨酰转移酶（γ-GT）以胆管上皮细胞活性最高，γ-GT异常主要见于肝内外胆道阻塞、肝炎、肝硬化等。然而，当肝细胞癌变时，γ-GT的活性可明显升高，即使AFP阴性的肝癌，该酶的阳性率也达70%左右，但遗憾的是，该酶对于肝癌诊断的特异性较差，即该酶升高并不能诊断为肝癌；γ-GT同工酶（GGTⅡ）为胎肝和原发性肝癌所特有，故对诊断肝癌有较强的特异性，并且发现，如果联合检测GGTⅡ与AFP，对发现小肝癌、亚临床肝癌和AFP阴性肝癌以及判断疗效和预后等有较大价值。

2.去羧基凝血酶原（DCP） 正常情况下，去羧基凝血酶原（异常凝血酶原）含量极少，但在肝癌时其合成和释放该酶原明显增多。采用放射免疫自显影法测定异常凝血酶原，慢性肝炎和肝硬化多＜300μg/L，而肝癌多＞300μg/L，对AFP低浓度和AFP阴性的肝癌其阳性率达65%以上，即使小肝癌符合率也达60%左右，具有较高的特异性（达95%～97%）；此外，该酶的半衰期为60～70h，比AFP短（5d），因此，对判断疗效更佳，是目前被公认为除AFP外监测肝癌较好的标志物。

3.α-岩藻糖苷酶（AFU）　α-岩藻糖苷酶是一种溶酶体酸性水解酶。肝癌时，肝细胞清除糖苷酶的功能下降，AFU明显升高。一般认为，AFU诊断原发性肝细胞癌的阳性率达80%以上，即使对AFP阴性肝癌和小肝癌的阳性率也达70%以上，而继发性肝癌、肝良性占位病变时AFU均呈阴性。在肝硬化和慢性肝炎时AFU也可出现升高，如果肝硬化患者出现持续升高，应警惕恶性变的可能。

4.碱性磷酸酶（AKP、ALP）及同工酶　AKP同工酶Ⅰ可用于肝癌的诊断，其敏感性不高（24.8%），但特异性较高（96.7%），部分AFP阴性的肝癌，该指标也可呈阳性，故可作为有效的辅助诊断标志物。

5.A1-抗胰蛋白酶（AAT）　肝癌细胞具有合成分泌AAT的功能。据报道，AAT-RP诊断肝癌的敏感性为66.7%，特异性为75.0%；并且，不管AFP高低与否，AAT异质体均有可能阳性。

（四）蛋白类标志物

1.血清铁蛋白（SF）　肝癌时由于肝癌细胞合成增多，释放加快，故测定SF对肝癌的诊断有用，其敏感性为50.8%～88%。近年发现，酸性异铁蛋白（AIF）和SF联合检测，对肝癌的诊断率达83.9%，能明显提高AFP阴性或低浓度原发性肝癌的诊断率。

2.转化生长因子β_1（TGF-β_1）　在原发性肝癌早期TGF-β_1呈过度表达状态。对于小肝癌的诊断，TGF-β_1的敏感性为89.5%，特异性为94.0%，明显优于AFP。

3.热激蛋白（HSP） 近年发现，HSP与肿瘤的发生有关。因此，监测该指标对肝癌的早期诊断、指导用药和评估预后有用。

4.聚糖蛋白（GPC3） 据研究，在197例原发性和继发性肝癌患者中，有143例（74.8%）表达CPC3mRNA，而154例非肿瘤患者中仅有5例（3.2%）阳性；并且，不论肝细胞癌的分化程度与癌灶大小均有较高的阳性率，因此，可用于肝癌的早期诊断。

5.血管内皮生长因子（VEGF） VEGF是肿瘤血管生成的最重要因子，该指标是肝癌游离癌细胞的较好的特异性标志物，并能预测肝癌肝移植术后肿瘤复发和转移。

（五）糖类标志物

糖链蛋白19–9（CA19–9）是非特异性肿瘤相关抗原，在消化道肿瘤尤其胰腺癌有较高的阳性率。据报道该指标对原发性肝癌的阳性率达64.1%，对肝胆管癌阳性率达93.3%。如能同时检测AFP和CA19–9，能明显增加原发性肝癌早期诊断的敏感性和特异性。

二、 血生化检查

1.血清转氨酶检查

（1）血清丙氨酸转氨酶（ALT）：过去称谷丙转氨酶（GPT）主要存在于肝细胞质内，它对反映肝细胞炎症坏死非常敏感，肝细胞损伤1%，该酶水平可升高1 倍。肝癌患者出现ALT升高，提示可能有肝炎活动，或癌细胞侵及肝细胞所致。

（2）天冬氨酸转氨酶（AST）：过去称为谷草转氨酶（GOT），该酶在心肌中含量最高，其次是在肝、骨骼肌、肾、胰等组织中。如能除外其他因素，血清AST明显升高，提示肝细胞严重破坏损害线粒体。

2.γ谷氨酰转肽酶（γ-GT） γ-GT存在于肝、胰、肾脏等多个器官中，尤其在胆小管上皮内含量最丰富，因此，如肝癌、药物性肝炎、酒精性肝炎等肝胆疾病时此酶可升高。另外，许多其他病如急性胰腺炎、心肌损害、充血性心力衰竭、糖尿病、肾衰竭、口服巴比妥、避孕药、抗惊厥药等也均可引起γ-GT升高。

3.碱性磷酸酶（ALP或AKP） 碱性磷酸酶（ALP）是反映胆道梗阻的较敏感指标。即使急性胆管炎症初期，该酶可能不升高，但如出现胆管或毛细胆管梗阻时，该酶水平可明显升高。如ALP和γ-GT二项均同时升高，应考虑肝内或肝外胆汁排泄受阻的存在，可见于肝癌、原发性胆汁性肝硬化、硬化性胆管炎、淤胆型病毒性肝炎、药物性肝炎等疾病。

4.胆碱酯酶（ChE） ChE活性降低多提示肝细胞受损明显，并且，肝损害越重此酶下降越明显，如持续降低则提示病情严重。

5.5-核苷酸酶（5NT） 5-核苷酸酶与肝小胆管的浆膜和肝窦的浆膜有关。如血清ALP和5NT同时升高，对肝胆病的诊断有特异性，但不能区分是阻塞性或肝细胞性所致；在小儿，如果单纯ALP升高，而5NT不高，则提示属于儿童生长发育的生理性升高，而并不是病态，此种情况不需要处理。

6.胆红素（BiL） 肝癌患者出现血清胆红素升高，提示存在肝细胞炎症坏死或癌栓阻塞胆管，是反映肝癌晚期和病情严重的标志，并且，血清胆红素越高，提示病情越重。

7.白蛋白和球蛋白 肝脏是合成白蛋白（A）的惟一场所，正常人肝脏每日合成的白蛋白约10g，其半衰期为17～23天（平均20天），早期肝癌血清白蛋白多正常，晚期肝癌血清白蛋白可显著降低，球蛋白升高，A/G比值降低，也是病情危重的标志，预后较差。

8.凝血酶原时间（PT）　凝血酶原时间是测定凝血因子，是直接反映肝功能好坏的敏感指标和病情轻重的指标。肝细胞炎症坏死明显时，PT可显著延长；另外，出现胆道梗阻胆汁流入肠道减少时，PT也会延长。一般临床上在测定PT前，可连续3天每日补充维生素$K_1$20mg，再测定PT，如PT缩短提示胆道梗阻；如无效提示肝细胞坏死引起。为了更准确地反映肝细胞的坏死程度，以换算成凝血酶原活动度（PTA）较可靠，计算公式：PTA=[正常对照标准值×0.6 /患者测定PT值-正常对照标准值×0.6]×100%。PTA<40%，提示病情危重。

9.血糖　约有10%～30%的肝癌患者可出现不同程度的自发性低血糖，临床症状为头晕、心慌、出冷汗、眼前发黑等，严重者昏迷、休克甚至死亡。

三、病毒性肝炎标志物检查

（一）乙肝病毒“二对半”检查及HBV DNA定量检查

1.乙型肝炎病毒表面抗原（HBsAg）　HBsAg阳性提示机体受到HBV感染，体内并有病毒存在，但HBsAg并不能区分是急性乙肝、慢性乙肝、肝硬化，或是无症状HBV携带者。

2.乙型肝炎病毒表面抗体（HBsAb）　HBsAb阳性提示机体受到HBV感染后病毒已被清除，病情已恢复，并且已产生保护性抗体；此外，接种了乙肝疫苗后也可产生该保护性抗体。

3.乙型肝炎病毒e抗原（HBeAg）　HBeAg阳性，与

HBsAg、HBcAb俗称“大三阳”，表示体内HBV活跃复制、传染性强，但它不能区分急性肝炎、慢性肝炎、肝硬化或慢性乙肝病携带者，也不能反映病情轻重，需结合临床症状、肝功能及影像学等检查综合确定。对于原发性肝癌患者来说，一定要抗病毒治疗。

4.乙型肝炎病毒e抗体（HBeAb） HBeAb阳性，与HBsAg、抗-HBc俗称“小三阳”。关于解释有二种情况：一是如果肝功能正常、HBV DNA阴性或低滴度、影像学等均正常，提示病情已恢复，一般不需要抗病毒治疗；另一种情况可能为乙肝病毒前C区变异，表现为肝功能不正常、HBV DNA高滴度、或影像学示肝脾异常等，此种情况比“大三阳”更易转为肝硬化或肝癌，据说转为肝癌的危险性比“大三阳”要高12倍，也需要抗病毒治疗。

5.乙型肝炎病毒核心抗体（HBcAb） HBcAb阳性可分为lgM型和IgG型。HBcAb-IgM阳性，表示急性HBV感染，或慢性感染急性发作；HBcAb-IgG阳性，表示机体曾受到HBV感染，非保护性抗体，可长期甚至终生存在。

6.HBV DNA定量 是反映HBV感染最直接和最可靠的证据，也是病毒复制水平、传染性强弱和判断疗效的可靠指标。一般对于原发性肝癌来说，HBV DNA水平越高，提示肝癌术后复发的可能性越大。因此，有病毒复制者，一定要积极抗病毒治疗，并且疗程宜长，如3～5年甚至更长。

（二）丙型肝炎病毒检测

1.丙型肝炎病毒抗体（HCVAb）测定 可分为IgM型和IgG型，前者提示近期感染，或慢性复发；后者可长期持续存在，是诊断HCV感染的可靠指标。采用第3代检测试剂盒的阳性率较高，但也可出现假阳性，如类风湿性关节炎、自身免疫性疾病等该抗体也可阳性；另外，HCVAb阳性率与HCV RNA阳性率符合率约94%。

2.HCV RNA定量检查　测定HCV RNA水平是判断丙型肝炎病毒感染的最可靠指标，可反映HCV复制水平及传染性强弱，也是评价治疗效果和预后的较好指标。

第三节　原发性肝癌的影像学检查

一、超声波检查

（一）B超检查

1.原发性肝癌的B超声像图特征　B超检查已成为目前筛查原发性肝癌的最常用、最便捷、无创伤、无放射线、价格低廉和敏感性较高的方法。一般来说，直径小于2cm的肝癌B超多显示为低回声结节型；2～3cm的肝癌呈低回声与周围回声频率相同；3～5cm的肝癌多为周围低回声；大于5cm以上者多呈高回声或混合回声，中心常有液化坏死区；此外，尚有2条特征：①声晕：即结节中心呈比较均匀的高回声，而邻近包膜部位为一低回声暗环；②结节中结节：在高回声型的癌肿区内可见不同回声的结节，可能与新生的肝细胞癌灶有关；另外，B超还可显示门静脉主干及其分支内是否有癌栓形成、肿块与大血管的解剖关系及腹腔内淋巴结是否肿大等。当然，对直径小于1～2cm的肝癌有时B超较难发现，因此，B超未发现肝癌病变不能除外肝癌的存在，必要时应配合CT或MRI检查以及AFP检查，则更有助于肝癌的临床诊断，也可在B超引导下进行肿块穿刺取组织标本进行病理学检查确诊。

2.影响B超检查结果的因素　B超检查肝癌的灵敏性和准确性受许多因素的制约，如肝癌的大小、部位、回声特性、仪器分辨率和B超检查医生的经验等。一般情况下，对直径在2cm以上的肝癌较易发现；发生在膈肌下肝脏区域的肝癌因受肺部气体的影响，使超声波严重衰减，故易漏诊；此外，个体肥胖或伴严重脂肪肝，超声波也会明显衰减，也会使肝癌漏诊或误诊；检查医生的经验也尤其重要，最好找资历较深、经验较丰富的B超医生检查较为可靠些。当然，不管是大医院还是小医院，B超检查对肝癌漏诊和误诊的例子很多，教训也十分深刻，最好定期、动态观察，必要时还可配合CT、MRI检查以及专家会诊；对于患者来说，也不能将B超检查结果作为诊断或排除肝癌的惟一证据。

（二）彩色多普勒超声检查

彩色多普勒超声与普通B超比较具有明显的优势：一是前者能较清晰地显示占位病变；二是前者能测量进出肿瘤的血流大小，以判断占位病灶的血供情况，从而推测其肿瘤性质是良性或是恶性病变。彩色多普勒测定肝固有动脉的血流峰值超过80cm/s，肿瘤周围及其内部血流增多和二维图像，结合临床即可做出原发性肝癌的诊断，尤其是弥漫性肝癌的占位效应不明显，加之血流速度异常增高，也可做出诊断；如肝硬化患者的血流速度在40～80cm/s，则应高度警惕癌变倾向，建议动态随访观察。

（三）超声造影检查

超声造影是在普通超声仪检查发现肝内占位性病变的基础上再经外周静脉注射超声造影剂，数分钟内观察肝脏占位病变增强情况，以资对肝癌和肝良性占位病变进行鉴别。如果为肝癌结节，因其血流丰富，并且由动脉供血，在注射超声造影剂后肿块迅速呈现强化回声，并迅速消退。该方法极大地提高了超声诊断的分辨率、敏感性和特异性。超声造影剂不含碘成分、不易过敏、稳定型较好。对直径小于1cm的小肝癌也可进行诊断、鉴别诊断和射频消融及微波固化的定位。

二、CT检查

CT是利用X线对人体某一范围进行逐层横断扫描，经计算机对信息处理后获得重建图像，在肝癌的诊断中应用最多，也是在所有影像中，最能反映肝脏内的病灶大小、形态、部位、数目和有无病灶内出血坏死等病理形态的非创伤性方法。

（一）肝癌的CT特征改变

一般先做普通扫描（又叫平扫），肝癌多表现为低密度，低于周围肝实质密度，部分病灶周围有一层更低密度的环影（晕圈征）。结节型边缘较清楚，而巨块型和混合型边缘多模糊和部分清楚。由于均呈低密度改变，故CT平扫时难以区分属良性肿块，还是恶性肿块。一般需要再做CT增强扫描，即注射造影剂后再行CT扫描。

CT增强按先后分为动脉期、门静脉期、实质期3个期。在动脉期（早期）肝癌病灶和肝组织密度均有不同程度的增强，但肝癌密度显著高于周围正常肝实质密度（增强），持续约10～30s后病灶密度迅速下降接近正常肝组织（等密度），而在门静脉期肝癌的密度要低于正常肝实质，在实质期又恢复类似CT平扫表现。此特性可与肝脏良性占位病变鉴别。如门静脉系统有癌栓形成，增强后可见未强化的癌栓与明显强化的血液，主要表现为条状充盈缺损致门脉主干或分支血管不规则或不显影像。

（二）CT检查的优势和不足

CT检查的优势为无创性、分辨力高、敏感性高和特异性强，尤其对确定治疗方法和手术方案有重要的参考价值。现临床上采用的64排128层快速螺旋CT扫描可在15s内检查上万个部位，可发现小于数毫米的病变，明显优于普通CT和超声检查。但也要注意的是，阅片医生的技术和经验也非常重要，尤其是当癌肿组织与正常组织差异不大时易出现漏诊或误诊，有时即使是非常资深的专家也常把握不定甚至误诊，因此，也需要综合临床、AFP及其他辅助检查等资料进行综合判断。

三、核磁共振（MRI）检查

核磁共振的原理是将人体置于特殊的磁场中，用无线电射频脉冲激发人体内氢原子核引起氢原子核共振并吸收能量。在停止射频脉冲后，氢原子核按特定频率发出射电信号，并将吸收的能量释放出来，被体外的接受器收录，经电子计算机处理获得图像，这就叫作核磁共振成像。

1.原发性肝癌MRI的特征性表现 肝癌MRI检查的特征性

改变为：①肿瘤的脂肪变性，T_1驰豫时间短，T_1加权图产生等或高信号，T_2加权图示不均匀的高信号强度，病灶边缘不清楚，而肝癌伴纤维化者T_1驰豫时间长则产生低信号强度。②肿瘤包膜存在，T_1加权图表现为肿瘤周围呈低信号强度环，T_2加权图显示包膜不满意。③肿瘤侵犯血管，MRI优点是不用注射造影剂即可显示门静脉、肝静脉分支，血管的受压推移，癌栓时T_1加权图为中等信号强度，T_2加权图呈高信号强度。④子结节在T_2加权图为较正常肝实质高的信号强度。

2. 原发性肝癌MRI检查的优势与不足　MRI检查的优势是分辨力高，可更清晰地显示肝癌大小、癌灶浸润、新生血管形成程度和淋巴结转移等情况，对指导治疗方案和判断预后等非常有用，尤其对小肝癌与肝硬化结节、肝血管瘤等肝内良性肿瘤的鉴别其准确性要优于CT；并且，MRI检查无电离辐射，对机体影响小。MRI的不足之处在于它对空间的分辨率不及CT，而且，检查时会受多种因素的干扰如装有心脏起搏器者、体内有金属异物者不能做MRI检查；另外，MRI检查有比较大的噪音和强磁场使某些患者感觉不适，对肺、胰腺、肾上腺、前列腺的病灶检查准确性不如CT准确。

四、血管造影检查

是经皮股动脉穿刺插管进行选择性肝动脉造影，通过肝癌的血管和造影剂的浓聚现象可发现肝癌。也正是由于这种特性，可发现B超和CT不能发现的小肝癌。

1. 原发性肝癌的血管造影特征性表现　原发性肝癌血管造影主要表现为肿瘤供血血管增粗，肿瘤血管呈弧形移位、牵张拉直、动脉侵蚀较少或无明显新生血管。小肝癌的特征性表现为肿瘤血管和肿瘤染色：动脉期显示肿瘤血管增生紊乱，毛细血管期显示肿瘤染色，有时仅见肿瘤染色而无血管增生。

2.血管造影的优势和不足　虽然B超、CT、MRI等检查对小肝癌的发现率较大，但血管造影对肝癌的诊断也是不可替代的，尤其是对2cm以下的多血管型的小肝癌，该项检查往往更精确、更迅速；此外，它在鉴别诊断、术前或治疗前估计病变范围，尤其了解肝内播散情况也有较大价值；如经治疗后显示肿瘤血管减少或消失和肿瘤染色常提示治疗有效。但本检查属侵入创伤性，患者有一定的痛苦和难接受性，故临床上一般不列为首选，在临床上高度怀疑为肝癌，又经B超、CT、或MRI检查不能确诊时选择；另外，有部分肝癌缺乏肿瘤血管的特征性改变，故常出现漏诊或误诊，因此，应结合超声、CT及肝癌标志物等分析。

五、 放射性核素显像

其原理是将含有放射性核素的示踪剂或显像剂经静脉注射或口服后，通过体表探测它们发出的γ射线来测定脏器功能或显示脏器形态的一类临床检查方法。如果肝脏内存在肿瘤、囊肿、脓疡、海绵状血管瘤等，在影像上就可出现局部放射性减低区或缺损区，从而可以确认肝内是否存在占位性病变以及病变的部位、大小和形态及肝功能等。本项检查方法较简单，无创伤，对肝癌诊断的阳性率约60%，尤其容易发现2～3cm以上的肝内肿块，对巨块型肝癌的诊断符合率达92.3%。近年研究用核素标志的甲胎蛋白抗体做免疫显像，对分泌AFP 活跃的肝癌有很高的灵敏性和特异性。但本检查难以确定病变的性质，尤其对弥漫型的肝癌不易诊断，而且，检查结果也易受许多因素的干扰，故临床上应用不多。

六、PET/CT检查

PET/CT全称为正电子发射计算机断层显像，它的关键技术有二：一是利用正电子核素标记葡萄糖等人体代谢物作为显像剂，通过病灶对显像剂的摄取量来反应其代谢变化；二是将PET和CT两项高档显像技术融为一体，优势互补，一次成像，既有PET图像，又有CT图像；既可准确地对病灶定性，又能准确定位。

（一）PET/CT检查的适应证

1.用于早期恶性肿瘤的诊断 如肝脏实质性占位病变，PET显示代谢明显活跃，则提示为恶性病变；若代谢不活跃，则提示良性病变可能性大。

2.确定恶性肿瘤的分期和分级 PET/CT除可发现原发癌灶外，还可发现全身其他组织器官及骨骼的转移病灶，从而确定肿瘤的分期，帮助医生决定下一步的治疗方案。

3.评价治疗效果 如肝癌经外科手术、放疗、化疗、肝动脉栓塞化疗等治疗后，采用PET/CT随访，可确定癌肿是否复发和转移。

4.评价预后 经PET/CT检查后可了解患者预期的生存时间。

（二）PET/CT检查肝癌的优势和不足

有经验的B超医生可以发现小于1cm的肝癌，CT对肝癌的检出率约81%～89%，MRI对肝癌的检出率约50%～80%，但这些检查均为局限性的形态学检查，而无法对全身肿瘤侵袭情况与生物学性状进行评估，PET/CT是基于分子水平的功能性成像，对原发性肝癌的诊断、预后及疗效判断方面发挥着非常重要的作用。然而，该检查也存在一些问题，尽管它对诊断原发性肝癌等恶性肿瘤十分灵敏，但会受到机体代谢因素的影响，尤其是肝脏酶代谢非常活跃，有时会出现假阳性结果，因此，尚需结合临床、血清肿瘤标志物、影像学检查等结果进行综合分析，有条件时可行肝活体组织标本病理学检查，这是确定恶性肿瘤的“金标准”。

第四节　原发性肝癌的病理学检查

一、肝活体组织穿刺检查

（一）肝活体组织穿刺检查的适应证

凡临床高度怀疑患有肝恶性病变，经AFP、B超、CT或MRI等多项检查仍不能明确诊断且并无肝活检禁忌证者，建议行肝活体组织穿刺进行病理学检查，这也是诊断原发性肝癌最为可靠的“金标准”。然而，由于该检查属创伤性，对患者有一定的痛苦和风险（如癌细胞种植转移、成功率和并发症等），因此，对有明确的慢性肝炎或肝硬化病史、血清AFP显著升高、B超或CT等检查呈典型肝癌声像图改变者，并能除外其他肝占位性病变者，可以做出临床诊断，可不必行肝活检病理检查。

（二）肝活体组织穿刺检查的禁忌证

凡有下列情况者禁忌行肝活体组织穿刺检查：（1）高度胆道梗

阻；（2）肝硬化或肝癌伴中度以上腹水；（3）肝穿刺处有肝血管病和存在明显凝血障碍及出血倾向如凝血酶原时间超过对照4s以上、血小板＜6.0×10^9/L，出血时间＞10min和1周内用过抗凝药物等；（4）肝脏周围有明显化脓感染灶；（5）患者或家属不愿配合者。

（三）肝活体组织穿刺术前及操作准备

1.**填写患者知情同意书** 肝活检术是一种有创伤性和一定风险性的操作方法，医生应在穿刺之前将肝活检穿刺术的目的及有关风险事宜告知患者或其亲属，并在知情同意书上签字，医生和科室主任或相关专家也应签字存档。

2.**肝活体组织检查术前准备** 主管医生应在穿刺术前3天，给患者抽血查出血时间、凝血时间、凝血酶原时间、血小板计数等，如有明显异常者应及时用药纠正；同时，测定血型、交叉配血、血红蛋白、红细胞计数和压积以及X线胸部检查除外右下肺是否存在炎症，如有问题者也应暂停行肝活检术；操作者带患者进行B超肝穿刺定位，并了解肝脏周围是否存在其他病变，并避开大血管及血管瘤等；穿刺术当日晨起后应禁食、禁饮以保持空腹；术前让患者排空大小便；操作者向患者解释肝活检穿刺的目的和教患者呼吸以配合穿刺。对某些精神特别紧张的患者可术前2小时服用安定片（2片）等镇静。操作者术前应仔细检查穿刺针、注射器、接头松紧度、麻醉药、多头腹带和肝组织固定液（10%甲醛液10ml）以及必要的应急药品等，测量并记录血压、心率、呼吸等生命体征情况。

3.**肝活检穿刺操作** 患者体位取仰卧位，身体右侧靠近床边，右臂弯曲垫于头下，脸向左侧；穿刺点通常以B超定位，一般多选择右第7、第8肋、腋中线或第8、第9肋间；局部皮肤消毒，以1%利多卡因麻醉，用透皮针刺破皮肤。单人或双人操作通常采用1s穿刺法：抽取2 ml无菌生理盐水，排除气体，再保留0.5～1.0 ml生理盐水，术者持Menghihi针经皮肤穿刺口缓慢刺入皮下，推注0.5ml生理盐水。嘱患者深呼吸后再在呼气末期憋气，助手负压抽吸，术者迅速将针刺入肝内，持续1s拔出；将抽取的肝组织推在一张白纸上，小心放入取出装入有固定液的小瓶中。术后局部纱布包扎，放上沙袋用腹带包扎。

4.术后处理 术后卧床休息2～4小时。术后每10分钟测量呼吸、脉搏、血压1次，如无特殊，1小时后改为半小时测量1次，4小时后仍无变化，可酌情房内外活动。

（四）穿刺的成功率

一般在B超引导下经皮细针行肝活检术，方法较简便、安全性较高、痛苦较少、手术并发症不多。对肝癌的诊断成功率可达到90%左右，但因细针肝穿刺活检取出的肝组织标本量较少，故仍有约10%的肝癌患者可漏诊，即呈假阴性，因此，临床上应加以注意。

（五）肝活体组织穿刺术的并发症

1.出血 少数人可有出血，表现为腹痛、腹腔内积液，严重者低血压和休克。主要发生在凝血机制差的患者或误伤了大血管。

2.胆管损伤 一般是穿刺损伤胆管引起胆漏，表现为胆汁性腹膜炎，如腹痛、腹肌紧张、压痛、反跳痛和移动性浊音阳性等。

3.肝癌种植性转移 多因肝穿刺针管内的癌细胞脱落至针道上产生新的癌灶，发生率约2%。

4.肿瘤破裂 肝癌组织血供丰富，如果肿瘤呈巨块型，直接穿刺肿瘤就可能会引起肿瘤破裂，致腹腔内大出血及休克等。

5.**其他并发症** 如穿刺处疼痛、气胸、感染、穿刺针伤及附近脏器。从国内数万例资料来看，肝穿刺发生严重并发症如死亡的几率很低，不到万分之一。一般只要严格掌握适应证，认真做好各种术前准备，仔细操作，则肝活检术非常安全。

二、原发性肝癌的病理组织学类型

原发性肝癌是由肝实质细胞恶变或由向肝细胞或胆管细胞分化的干细胞发生而来。在病理组织上原发性肝癌可分为肝细胞癌、胆管细胞癌、肝细胞胆管细胞混合癌和其他特殊类型肝癌，其中，肝细胞癌约占80%～90%。

（一）肝细胞癌

1.**肉眼形态** 肝癌表现为肿块，可分为4型：①弥漫型：癌结节较小，呈弥漫性分布。有时不易与肝硬化结节区别；②巨块型：肿瘤直径＞10cm，可为单个或多个融合；③结节型：最大直径不超过5cm，可为多结节、单结节或融合结节；④小癌型：单个癌结节或相邻癌结节直径之和不超过3cm，边界清楚，包膜明显。

2.**组织学类型** 组织学上一般可分为梁索型、腺样型、实体型、硬化型、透明细胞型、巨细胞型、梭形细胞型和小细胞型等。

3.**病理分级** 依据肿瘤的形态、功能和分化程度可分为4级：即Ⅰ级、Ⅱ级、Ⅲ级和Ⅳ级，其中，Ⅰ级的癌细胞形态与正常肝细胞相似，Ⅱ级癌细胞稍显异常，Ⅲ级癌细胞异型明显，Ⅳ级癌细胞形态变异大，有较多的梭形细胞。为临床方便，通常将Ⅰ、Ⅱ级称为高分化，Ⅲ级称为中分化，Ⅳ级称为低分化。

（二）胆管细胞癌

肝内胆管细胞癌肉眼上可分为弥漫型、块状型和结节型，其中，以单块型最多见。镜下癌细胞排列呈腺管状、腺泡状、条索状或乳头状等。

（三）肝细胞胆管细胞混合癌（混合型肝癌）

肉眼形态多呈结节状或块状，镜下具有肝细胞癌和胆管细胞癌的特点。

第五节　原发性肝癌的诊断、分型与分期

一、临床诊断

凡符合下列条件之一者可做出临床诊断：（1）AFP≥400μg/L，能排除妊娠、生殖系胚胎源性肿瘤、活动性肝病及转移性肝癌，并能触及肿大、坚硬及有大结节状肿块的肝脏或影像学检查有肝癌特征的占位性病变者。（2）AFP＜400μg/L，能排除妊娠、生殖系胚胎源性肿瘤、活动性肝病及转移性肝癌，并经两种影像学检查有肝癌特征的占位性病变，或有两种肝癌标志物（DCP、GGTⅡ、AFU及CA19-9等）阳性及一种影像学检查有肝癌特征的占位性病变者。（3）有肝癌的临床表现并有肯定的肝外转移病灶（包括肉眼可见的血性腹水或在其中发现癌细胞）并能排除转移性肝癌者。

二、病理诊断

凡符合下列条件之一者可做出病理诊断：（1）肝组织学检查证实为原发性肝癌者。（2）肝外组织的组织学检查证实为肝细胞癌。

三、原发性肝癌的分型与分期

1.肝癌的临床分型　可分为3型：（1）单纯型，临床和化验检查无明显肝硬化表现者。（2）硬化型，有明显的肝硬化临床和化验表现者。（3）炎症型，病情发展迅速并伴有持续癌性高热或血清谷丙转氨酶升高1倍以上者。

2.肝癌的临床分期（表2–1）　可分为3期：（1）Ⅰ期，无明显的肝癌症状与体征者。（2）Ⅱ期，介于Ⅰ期与Ⅲ期之间者。（3）Ⅲ期，有黄疸、腹水、远处转移或恶液质之一者。

3.几种特殊类型的原发性肝癌

（1）早期肝癌：一般是指肝癌早期阶段，病灶局限，无肝内或远处转移，无淋巴结转移。如肝癌分期中的Ⅰa期肝癌，单个结节，癌结节的直径不超过3cm，未侵犯血管和远处转移，肝功能正常。大多分化较好，能手术切除，复发晚，效果相对较好。但如果合并有严重肝硬化，肝功能失代偿，即使肝癌直径较小，但因其预后较差，故也不能算是早期肝癌。

（2）小肝癌：指单个肿瘤，直径不超过5cm的肝癌，也有学者认为是单个肿瘤不超过3cm的肝癌。大多生长较慢，恶性程度较低，发生转移可能性小，大多数能获得手术切除，并且，切除后复发率也较低。手术切除后5年生存率可达到60%～70%，有一部分患者可长期存活。但如伴肝硬化晚期，则预后非常差。

表2-1 原发性肝癌的分期标准

分期	肿瘤	癌栓	腹腔淋巴结转移	远处转移	肝功能Child分级
Ⅰa	单个≤3cm	无	无	无	A
Ⅰb	单个或两个≤5cm，在半肝	无	无	无	A
Ⅱa	单个或两个≤10cm，在半肝或两个≤5cm，在左、右两半肝	无	无	无	A
Ⅱb	单个或两个＞10cm，在半肝或两个＞5cm，在左右两半肝	无	无	无	A
Ⅲa	任意	门静脉分支、肝静脉或胆管癌栓	无	无	A
	任意	无	无	无	B
	任意	门静脉主干或下腔静脉癌栓	有或无	有或无	A或B
	任意	有或无	有	有或无	A或B
	任意	有或无	有或无	有	A或B
Ⅲb	任意	有或无	有或无	有或无	C

（3）亚临床肝癌：是一类处于临床前期阶段的肝癌，既无临床症状，也无阳性体征，甚至通过现有B超、CT或MRI也难以发现，主要表现为AFP显著升高或进行性升高。对此类患者应提高警惕，定期复查。

第六节 原发性肝癌的鉴别诊断

一、 原发性肝癌与肝内其他占位性病变的鉴别

1.继发性肝癌　多有原发性癌灶如胃癌、肺癌、结肠癌、胰腺癌等存在，表现肝内多发性结节，临床表现以原发癌症为主，也有极少数仅有继发性肝癌的征象，如肝肿大、肝结节、肝区痛、黄疸等。除来源于胃、结肠、胰腺等继发性肝癌病例外，其他转移性肝癌血清AFP多呈阴性。

2.肝脓肿　有典型的中毒症状，如高热、肝区疼痛和压痛明显，B超检查可见脓肿液性暗区。CT检查无肝癌的典型强化声像图。在超声引导下诊断性肝穿刺可抽出脓液，抗菌药物治疗有效。

3.肝海绵状血管瘤　属良性病变，常无自觉症状，多在B超、CT或核素扫描等检查时被发现。患者一般情况可。血清AFP测定阴性，彩色超声、肝血管造影和MRI等检查可区别，尤其MRI检查血管瘤有特征表现：T_1加权像上表现为低信号，在T_2加权像上表现为很高的信号，此与肝癌表现有明显不同。但也有少数病例难以与小肝癌鉴别，应动态观察，必要时结合肝穿刺病理检查。

4.肝包虫病　有流行病学史，如在我国西北地区居住史。肝脏呈进行性肿大，质地坚硬和结节感；晚期临床表现可类似于原发性肝癌。外周血象嗜酸性粒细胞数增多，皮内试验阳性，抗包虫治疗有效。

5.肝囊肿　属良性病变，多无自觉症状，肝内可见占位病变，但多无慢性肝病史。B超显示为液性暗区、囊壁薄，部分患者同时伴有多囊肾；CT增强延迟，增强病灶不强化。血清AFP呈阴性。

6.肝结核瘤　典型病例多有发热、消瘦、肝区痛、盗汗等表现，部分伴有肺结核病史。查体肝肿大，肝区叩痛明显。血沉多增快，PPD试验呈强阳性，或由阴性变阳性。经肝穿刺病理检查为结核改变。抗结核化学药物治疗有效。

7.肝脏炎性假瘤　属良性病变，临床上或B超及CT检查影像学上可类似于肿瘤，病灶1～25cm。多无肝病史。血管造影示炎性假瘤血管减少，而肝细胞癌示血管增多增粗。肝活检病理细胞学检查有助于诊断。

8.肝再生结节　多见于肝坏死后结节增生或肝硬化增生，影像学示肝占位性病变，B超及CT检查有时不易区分，但MRI可示肝癌的假包膜及纤维间隔，必要时行肝穿刺病理学检查。

9.肝脂肪瘤　本病以女性多见，无症状，多无肝病史，AFP呈阴性。B超检查呈低回声，CT呈极低密度。必要时需行肝穿刺病理学检查区别。

10.肝错构瘤　由肝脏发育畸形而来，属良性肿瘤，但极少数可癌变。一般呈球形或圆形，边缘不规则，由大小不等囊肿构成。多发于儿童，多无症状，增长可较快。B超示占位性病变，周围为强回声，内含大小不等的无回声区病变，有晕圈；CT示肝内多房性囊泡像，壁较厚，其内充满大小不等的圆形、卵圆形低密度区，边界清楚。

二、原发性肝癌与其他引起AFP升高疾病的鉴别

1.结节性肝硬化　肝硬化尤其伴有慢性肝炎活动者可出现AFP升高，甚至显著升高，B超也可见肝内结节，易误诊为肝癌，但结节性肝硬化多伴有ALT升高，经治疗后ALT下降而AFP也随

之下降至正常；而原发性肝癌AFP升高在护肝治疗后AFP无明显下降。部分病例需结合B超、CT、血管造影等多项检查结果如肝内结节、肝内管道结构变形及门静脉和肝静脉癌栓等进行综合分析。要引起注意的是，CT增强或肝动脉造影对肝功能有损害，故不宜常用；此外，部分肝硬化结节极易癌变（年发生率约5%），故应密切动态观察，如在短期内肿块迅速增大应考虑肝癌可能。

2.肝癌术后并发肝炎　肝癌切除术、伽玛刀放疗、介入栓塞化疗等后其AFP水平会显著下降甚至正常，如果术后AFP再次持续升高（＞500μg/ml），而伴ALT不高或稍增高，应高度怀疑肝癌术后复发；如果AFP升高，伴丙氨酸转氨酶（ALT）也明显升高，提示为肝炎活动肝细胞再生，尤其慢性乙肝患者应积极抗病毒治疗后复查，并密切动态观察B超、CT及AFP等改变。

3.慢性活动型肝炎　如果AFP升高，同时，伴ALT明显升高，尤其HBV或HCV阳性者，应考虑肝细胞炎症坏死、肝细胞再生；如果AFP升高，而ALT正常或轻微升高，应警惕亚临床肝癌的发生。

4.遗传性AFP升高　有报道一家族中有4人AFP明显升高，虽经临床、实验室、B超和CT等多项检查及长期随访，均未发现癌变情况，提示与遗传有关。应对家族成员进行如B超、AFP等检查。

5.胚胎及生殖系统肿瘤　如睾丸、卵巢、骶尾部及腹膜后恶性畸胎瘤、混合性生殖细胞瘤、精原细胞瘤等可有AFP显著升高，但常有原发病的症状及体征，而无肝脏的异常表现，相关的辅助检查可确诊。

6.消化道肿瘤　如胃癌、大肠癌、食管癌、胰腺癌、胆囊癌等均可引起AFP升高，尤其伴有肝转移者更多见，应结合病史、查体及相关的辅助检查做出诊断。

第三章 伽玛刀的发展、构造、治疗原理和照射

第一节　伽玛刀的发展史

伽玛刀（γ刀），又称伽玛射线立体定向放射外科（治疗）系统，属于肿瘤放射治疗。伽玛刀治疗肿瘤最早是1967年，瑞典科学家Leksell等安装了第一代头部γ刀，它是将钴60（^{60}Co）源列阵分布在70° 角的一个半球体弧形面上，通过160° 角，用179个^{60}Co源体发出170束经准直器校正的微细γ线束，通过头皮单束交叉聚焦照射到颅内预选的靶点上，从而产生出隙缝状射线切割病变，将高剂量的γ线聚焦于肿瘤范围内形成一个盘状坏死灶，达到损伤肿瘤的目的。主要用于治疗脑深部白质功能区或神经核团病灶等功能神经性外科疾病。1975年，第二代头部γ刀出产，它是将准直器产生的放射野由盘形改为圆形，并增加了直径8mm、14mm两个准直器头盔，使^{60}Co源体由179个增加到201个，治疗范围扩大到脑良性肿瘤如垂体瘤、听神经瘤、脑膜瘤等。第三代头部γ刀的问世是1984年由瑞典科学家实现的，它装有201个^{60}Co源体，均匀分布在160° ×60° 圆弧拱顶上，并备直径4mm、8mm、14mm、18mm 4种型号的头盔准直器，采用计算机精确定位，可根据肿瘤的病变解剖形态实时成形，使病灶的损毁更具立体球形，使效果达到最佳。

20世纪90年代初，随着CT、MRI等影像技术和电子计算机的发展，进一步推动了伽玛刀的自动化。我国于1992年引进了第一

台γ刀（Lekselly），并经过借鉴参考和创新设计，终于于1996年研究成功了世界上第一台旋转式头部γ刀，它采用了30个^{60}Co放射源，30束γ射线绕靶点中心做锥面旋转运动，γ射线的聚焦主要在病灶内，而对周围正常的组织损伤很小。并且，该设备自动化程度高，操作更简便和省时，于1997年通过美国FDA认证。1998年我国又研制成功了世界上第一台体部γ刀，可对全身各部位肿瘤实施立体定向放射治疗，是具有适形功能的大型设备。2003年，我国科研人员又在头部γ刀和体部γ刀的基础上研制成功“超级γ刀”，采用扇形聚焦方式，集头部γ刀和体部γ刀的双重功能于一体，既可治疗颅内疾病，又可治疗体部各种肿瘤，并且，外观造形美观，操作更加方便。到目前为止，我国应用γ刀技术治疗多种恶性肿瘤近10万例，有效率达90%以上。

第二节　伽玛刀的构造

伽玛刀的构造主要包括以下4个方面。

（一）放射外科系统

1.射线源装置　包括：①射线源：旋转式γ刀装有30个^{60}Co源，每个放射源将钴粒密封在双侧不锈钢圆柱形包壳内；②准直器：是限制γ射线束方向及束径大小的装置。预准直器30个，终准直器4组，每组30个，根据靶点需要，可选择不同大小的束径；③源体：指^{60}Co放射源和预准直器的载体。体部γ刀是由铸铁制成的球冠壳体，源体上分布着30个供安装预准直器的经向通孔，^{60}Co密封放射源装在预准直器的源腔中。源体经蜗轮机构驱动，旋转时30束γ射线形成30个锥顶角不等的射线锥面；④准直体：是终准直器和屏蔽棒的载体。

2.驱动装置　源体和准直体上分别装有直流伺服驱动装置。当源体旋转时，准直体可随其做同步跟踪旋转，^{60}Co源发出的γ射线经过准直体精确地汇集在球心形成焦点。

3.屏蔽装置　体部γ刀的屏蔽装置包括：屏蔽体和屏蔽门，前者由铸铁制成，对射线进行屏蔽，保证工作环境安全；后者为平拉式，两扇屏蔽门由独立的传动系数传动，并装有供处理紧急情况的手柄，防止误操作或系统故障可能带来对人体的伤害。

（二）立体定向系统

体部γ刀立体定向系统主要包括：定位标尺、治疗床、重复定位尺、负压定位袋、辅助设施和屏蔽保护装置等。

（三）治疗计划系统

是一套计算机图像处理、剂量规划装置，主要功能包括：图像采集、图像处理、剂量规划和治疗方案输出等。

（四）控制系统

主要由智能控制系统、声像监视系统和配电系统组成。

第三节　伽玛刀治疗肿瘤的原则和原理

（一）放射治疗肿瘤的原则

原则包括二个方面：一是通过放射使肿瘤组织获得足够的致

死剂量以消灭病灶；二是尽可能避免正常组织接受过多的照射剂量而造成损伤。

（二）普通放射治疗肿瘤的特点

普通放射是采取将肿瘤分割照射和多次照射，正常组织在照射后易于修复，而肿瘤组织照射后不易修复，并且，放射剂量累加结果可使肿瘤被损毁，但缺点是正常组织所承受的放射剂量不易控制，而肿瘤组织所需要的放射剂量可能又不能保证。

（三）伽玛刀治疗肿瘤的特点

伽玛刀是利用钴60（^{60}Co）放射源发出γ射线，根据几何聚焦的原理，将众多的能量较低的射线通过引导、准直、限束、聚焦形成足够强（治疗剂量）的剂量场（焦点），通过立体定位系统将瘤体置于该强剂量场，使肿瘤组织发生一系列的放射生物学变化，直至肿瘤细胞出现放射性坏死，而焦点以外的正常组织则仅受到少量或瞬间照射。这样，焦点处与正常组织所受的射线剂量差异很大，毁损边缘锐利，类似于手术刀切除，故俗称“伽玛刀”。

（四）伽玛刀消灭肿瘤的原理

不管是肿瘤细胞，还是正常细胞，在受到γ射线照射后均会引起这些细胞的损伤，尤其是细胞的DNA是电离辐射的重要靶分子之一。DNA的损伤包括DNA链断裂和DNA交联。据研究，在受到较低剂量（＜20Gy）的γ射线照射时，碱基位置发生断裂的顺序是G＞A＞T＞C；而在受到较高剂量（40～80Gy）照射时，胸腺嘧啶处的断裂频率增加，顺序变为T＞G＞A≥C。在正常的DNA双螺旋结构中，通常为一条链上的碱基与其互补链上的碱基以共价键结合，称为DNA链间交联，但如受到电离辐射后，就可能出现异常现象，例如，同一条链上的两个碱基相互以共价链结合，称为DNA链内交联；或DNA与蛋白质以蛋白质共价键结合，称为DNA-蛋白质交联。这些DNA的断裂和交联均会给细胞基因的正常表达和调控带来严重后果。综合起来，电离辐射引起细胞损伤可分为3类：①致死性损伤：即细胞发生不可逆性的死亡；②亚致死性损伤：即照射后受损的细胞在经过一段时间后能完全修复；但如在未修复期时再给予另一次亚致死性损伤，即可形成致死性损伤；③潜在致死性损伤：在照射后环境条件影响的损伤，在一定条件下可以修复。影响细胞损伤的因素包括：①射线种类；②剂量率；③氧效应：完全氧合的细胞比乏氧细胞对辐射更敏感。在肿瘤中心区存在不同程度的乏氧或缺氧细胞，细胞处于静止状态，对放射线不敏感，而肿瘤周边区供氧较好，细胞增殖迅速，对放射线较敏感，因此，当肿瘤经过放射后肿块缩小，中心区的供氧也随之改善，原来静止的癌细胞又开始繁殖扩散。这也是临床十分困扰的难题；④辐射增敏剂和防护剂；⑤加热：据研究加热可增强放射的效果，如热水浴、短波透热、超声和射频等，分析其机制可能是较高的热度有助于肿瘤细胞膜的损伤和死亡。

第四节　伽玛刀对肿瘤的分次照射方法

（一）伽玛刀分次照射的意义

分次照射的目的在于最大限度地保护正常组织对放射线的损伤，但缺点是可使某些肿瘤组织亚致死性损伤又得以修复，并且，治疗时间延长会增加肿瘤的复发率。

（二）分次照射的类型

1.常规分割治疗　每次2Gy，每周5次照射，在临床上最为常用。

2.超分割治疗　即每日照射次数增加，每次照射剂量较常规减少，日总剂量超过常规分割15%～20%。如每日照射2次，每周5次。

3.加速治疗　即疗程缩短，增加每日或每周照射次数，总治疗剂量不增加。如每日照射2次，每次1.5～2.0Gy，每周照射5天。适合于快速增殖肿瘤。

4.分段治疗　每次剂量稍多于常规照射，中间有休息，总剂量稍多于常规治疗，疗程延长。

5.少分割治疗　每周照射1～3次，每次照射剂量相应增加。缺点是正常组织反应较重。

6.后程加速超分割　最初2周：每日2次（间隔6小时），1.2Gy/次，共24Gy/20次；中间2周：1.4Gy/次，每日2次，共28Gy/20次；后1.5周：每日2次，1.6Gy/次，共24Gy/15次。适用于肿瘤在4周后开始再增殖。

（三）分次照射的调整

一般来说，肿瘤的分割治疗方案并不是一成不变的，可根据具体情况进行调整，如增加每次剂量、延长疗程、加速治疗等。原则上在正常组织早反应可接受的情况下，应尽可能在短的疗程给予需要的照射总剂量，每次的剂量适用即止，也就是既有效，又要安全，如果单纯延长疗程和减少总剂量是不利于肿瘤控制的。

第四章
原发性肝癌的伽玛刀治疗

第一节　伽玛刀治疗肝癌的发展、原理、目的和特点

一、放射治疗肝癌的发展

采用放射治疗肝癌的研究已经过了一个漫长的过程，从20世纪50年代到现在已有60年余，并且，对放射治疗肝癌的疗效也评价不一。过去人们对应用放射线治疗肝癌最大的顾虑是对放疗不敏感和严重的肝损伤。现在认为，肝癌对放疗的敏感性还属较敏感，其敏感程度相当于低分化的磷癌。至于严重的肝损伤问题，主要的原因有2个：一是以前应用的放射治疗设备不够先进，聚焦性较差，使放射线照射的范围过大，以致严重伤及了正常的肝组织细胞；二是对应用放射治疗肝癌的经验不多。其实，肝脏对放射还是有一定的耐受性。据国外动物实验研究，肝脏每次耐受的剂量约150～200cGy，如果肝脏局部接受放射剂量低于3500cGy，则无一例发生放射性肝炎；如高于3500cGy，则放射性肝炎的发生率达48%。实践证明，放射治疗肝癌疗效的好坏，除了与敏感性外，主要还与适应证的选择、放疗的次数、剂量的掌握和有效的辅助治疗措施等有关。尤其是近年来伽玛刀技术的应用，对肝癌的治疗又增添了新的希望。

二、伽玛刀放射治疗肝癌的原理

伽玛刀其实不是真正的手术刀，是近年来开发的一种用于治疗肿瘤的较为先进的放射设备，它利用^{60}Co放射源发出γ射线，根据几何聚焦的原理通过准直后旋转聚集，根据治疗的需要可分别从不同的角度和方向聚焦于瘤体以形成强剂量场，从而使肿瘤细胞发生一系列的放射生物学变化，直至肿瘤细胞出现放射性坏死。由于聚焦定位非常精确，经一次、数次或数十次照射后可将癌变组织细胞摧毁，而对周围组织影响不大，因此类似于手术刀一般，俗称“伽玛刀”。

三、伽玛刀治疗肝癌的目的

1.清除肝癌病灶　临床观察到，许多小肝癌经伽玛刀治疗后能彻底清除，B超、CT等均不能发现病灶的存在，即使许多直径在5～8cm的肝癌也能完全损毁，病灶逐渐吸收缩小。

2.改善临床症状，提高生存质量　肝癌到晚期大部分均会出现肝部剧烈的疼痛，其中一个重要原因是肝脏肿块过大使肝包膜承受过大的张力。如果应用伽玛刀治疗后肝癌肿块逐渐坏死吸收，体积变小甚至消失，则肝区疼痛会明显减轻甚至完全消失，生活质量将会明显提高。

3.延长生存期　早中期肝癌许多均能达到较好的清除病灶，即使晚期肝癌在综合调治的基础上，如能将大块的肝癌病灶杀灭，能明显延缓肿瘤细胞的扩散，最大可能保留正常的肝细胞，从而达到延长生存期的目的。

四、伽玛刀治疗肝癌的特点

1.**定位精确** 伽玛刀照射肝癌的部位完全是由计算机全程定位控制的，它对肿块定位的误差小于0.5mm，因此，聚焦点主要集中于肿块区域，它对正常肝组织造成放射性损伤不大。动物实验发现，即使病灶周围的肝组织有小的损伤也能较快恢复。

2.**患者舒适** 操作时患者是平躺在平台上如同做CT检查一般，活动不受限制，无创伤，不需要麻醉，在治疗过程中患者一直保持清醒，无明显痛苦及不适感。

3.**安全性高** 伽玛刀是由216束射线聚焦而成，然而每一束射线的伽玛射线剂量很小，因此，即使射线穿越人体组织也不会造成明显损伤，只有射线最集中的肿瘤区因剂量高而损伤大，所以，大部分患者影响不大，少部分患者可有轻微的胃肠道反应、皮肤轻度损伤，经对症处理后恢复，不会引起出血、感染和疼痛等，更不会因照射而出现生命危险。

4.**适应证较广** 随着伽玛刀新设备的应用和临床经验的增多，不仅是早中期肝癌可通过伽玛刀治疗使肿块消失，并且，对许多晚期肝癌尤其是肝癌伴门静脉癌栓或肝硬化等也能进行治疗。不论年幼儿童，还是合并有如心脏病、高血压病、糖尿病、肺炎等疾病也可进行，尤其适用于不能耐受手术或麻醉的肝癌患者，对多发的转移癌灶也可一并照射。

5.**每次治疗时间短** 每次治疗时间依据肿瘤大小而定，一般约10～30min，不需麻醉和输血，也不受饮食和活动限制，术后生活、学习及工作与术前相似。

6.**疗效保证** 可以说，只要经过一个疗程（通常10次左右）的治疗后，肝癌组织肯定会出现变性坏死，大概一个月左右，B超或CT检查肿块可有缩小、2～3个月后缩小更明显；如果肿块直径较小（如3cm以下）在治疗后肿块可完全消失。绝大部分患者的肝区疼减轻或消失，血清甲胎蛋白（AFP）水平也会降至正常或明显下降。

7.重复性较好 肝癌极易复发，一旦复发，外科手术切除不宜多做，但伽玛刀却可以随时对复发的癌灶进行照射，毒副反应也不多，不会造成严重的肝损伤发生失代偿。

第二节　伽玛刀治疗肝癌的适应证与禁忌证

1.伽玛刀治疗肝癌的适应证 （1）肝癌不能接受根治性手术切除，尤其是肝癌肿块较局限、位于肝门区者。（2）肝癌经过肝动脉栓塞化疗后，仍残留肝癌灶，又不能承受外科切除手术或局部消融手术治疗者。（3）肝癌伴门静脉癌栓或伴下腔静脉癌栓，根本无法手术者。（4）肝癌伴腹腔淋巴结肿大（转移）者。（5）肝癌伴梗阻性黄疸者。（6）肝癌骨转移伴剧烈疼痛，防止病理性骨折（尤其是截瘫）。（7）其他癌症出现肝内单个或少数几个肝转移灶者。（8）原来虽有伽玛刀禁忌证存在，但经积极综合治疗后，患者一般情况尚可和肝功能明显改善者，本人及家属有强烈愿望也可慎重进行伽玛刀治疗。

2.伽玛刀治疗肝癌的禁忌证 （1）肝癌不论大小，伴有肝功能严重失代偿如黄疸、腹水、低蛋白血症等，肝功能分级处于Child Pugh C级者。（2）肝癌呈弥漫性或多发癌结节，估计肝脏难以承受大范围照射者。（3）肝癌患者一般情况衰竭、恶液质，估计无法耐受放疗者。（4）肝癌伴严重骨髓抑制，表现为贫血、白细胞或血小板计数减少者。（5）肝癌伴有活动性消化道出血，或近期内发生过消化道大出血者。（6）有其他不适宜做伽玛刀的情形，如本人不愿配合、无法平卧、意识模糊和有精神障碍等存在者。

第三节　伽玛刀治疗肝癌的步骤

1.明确肝癌诊断　肝病或肿瘤专科医生先将肝癌患者的有关资料，如影像学检查（如B超、CT、核磁共振等）、生化及肝功能结果、肿瘤标志物（如甲胎球蛋白、癌胚抗原等）以及其他检查结果（如血常规、心电图等）等综合考虑以确定肝癌的诊断成立。交给伽玛刀中心进行专家会诊以明确诊断。

2.请伽玛刀专科会诊　肝癌专科医生根据患者的综合情况，对基本符合条件者请伽玛刀治疗中心的专家进行会诊，以确定有无适应证和禁忌证存在，并向家属或本人交待需要的准备工作及相关事项，并签字同意。

3.确定伽玛刀治疗方案　对有治疗适应证的肝癌患者，根据肿瘤大小、患者一般情况等确定治疗方案，包括开始治疗日期、每次治疗时间、伽玛刀放射剂量和疗程等。

4.伽玛刀治疗定位　在伽玛刀治疗前需先给患者进行CT或MRI定位，也就是通过CT或MRI对肝癌肿块的大小进行断层扫描，使肝癌病灶固定在治疗坐标系中，在放疗过程上使病灶与坐标各参考点的位置相对固定，一般误差不超过0.5mm。定位的好坏，是关系到能尽大可能杀伤肿块，避免少误伤正常肝组织。

5.伽玛刀放射治疗　根据治疗的规划，对CT获得的数据在工作站上进行体表、病灶和周围敏感组织的三维重建，根据需要选用不同的准直器拟合，根据处方剂量，经电脑计算各靶点照射所需的时间，再将参数传输给治疗控制系统，然后正式开始治疗，也就是通过电子控制系统全自动治疗。每次约需20～30min。

6.病情观察与处理　每次伽玛刀治疗结束后，将患者送回病房，密切观察不良反应，并进行必要的辅助治疗，对少数放疗后出现不良反应者给予酌情对症处理。

第四节　伽玛刀治疗肝癌的不良反应与处理

伽玛刀作为一种放射治疗措施，其不良反应时常可见，但与化学药物治疗比起来却并不明显。

1.胃肠道反应　原发性肝癌患者在伽玛刀治疗过程中，最易见到如食欲减退、恶心、呕吐等胃肠道反应，一般经对症处理后可缓解，但如肝癌病灶位于肝门区及肝左叶者，伽玛刀照射后的胃肠道反应更为明显，可给予如胃复安、奥美拉唑、昂丹司琼等治疗。

2.全身反应　经伽玛刀治疗出现如疲乏、低热等反应。前者可予适当休息，口服如肌苷、ATP片及能量合剂等；有低热者可予小柴胡冲剂或吲哚美辛片等口服。

3.放射性肝炎　放射性肝炎是伽玛刀治疗过程中出现的最严重的并发症，尤其是许多合并有肝硬化、慢性活动性乙型肝炎及肝功能不全的患者，如照射剂量偏大、治疗时间较长者极易引起肝功能损伤，严重者可致肝功能衰竭。据报道，33例肝癌患者行伽玛刀治疗后，有16例出现不同程度的血清转氨酶（ALT和AST）升高，ALT45～160U/L，AST42～136U/L；有3例患者出现胆红素（主要是非结合胆红素）轻度升高。

据美国国立癌症研究所拟订肝脏毒性反应标准为：在放射治疗开始之日到90天内出现的肝脏毒副反应；第90天以后出现的肝脏毒副反应为慢性肝脏毒副反应。通常发生在放疗后的4～8周，如剂量放射较大者，可发生在放疗后的第2周，也有在放疗后7个月才发生的。主要表现为疲乏、体重增加、腹胀、右上腹不适。查体腹水征阳性，肝肿大。肝功能检查示丙氨酸转氨酶和草氨酸转氨酶明显升高（超过正常上限2倍），碱性磷酸酶显著升高（超过正常上限3～10倍）。但诊断放射性肝炎时需要排除药物性肝损伤、病毒性肝炎、肝内外胆道梗阻、胆汁瘀积和肝癌进展等因素。如出现肝功能异常可给予护肝降酶药物如齐墩果酸、复方甘草酸苷、联苯双酯、易善复、还原型谷胱甘肽等治疗。

4.血液毒性反应 主要表现在伽玛刀治疗后患者的外周血白细胞计数降低，少数还可出现血小板计数降低，其原因为机体受到伽玛射线辐射后引起骨髓抑制所致。可给予：利可君片，每次20mg，每日3次；鲨肝醇片，50mg，每日3次；维生素B_4片，每次10mg，每日3次。均为口服；严重者或口服无效者可给予粒细胞集落刺激因子如升白素、白特喜等（150～300μg）肌注。一般很快会恢复，而不需要中断治疗。

5.肾毒性 极少数患者可见到肾损害，一般症状较轻，注意密切观察和处理。

第五节 影响伽玛刀对原发性肝癌疗效的因素

据临床观察到，许多原发性肝癌患者经伽玛刀治疗后的效果不一，有的非常显著，而有的疗效却不太满意，为什么会出现这种明显的差异呢？下列因素与疗效的好坏密切相关。

1.肝癌细胞对放疗的敏感性　在不同个体肝癌患者之间其癌细胞的分化程度是不相同的，因此，它们对放射线照射的敏感性也有所不同。一般来说，对伽玛刀照射越敏感者其疗效越好；反之，则疗效越差。通常将放射剂量在1500cGy（15Gy）以下即能控制者称为敏感；将放射剂量需2000cGy （20Gy）以上才能控制者称为中敏感；需明显加大剂量也不易控制者称为不敏感。

2.肝癌肿块的大小　通常肝癌肿块的直径越小，采用伽玛刀治疗的效果越好；反之，则疗效越差。据报道，对77例直径在8～13cm的肝癌经伽玛刀治疗后其1年生存率为83.0%、3年生存率为54.4%、5年生存率为38.1%；而肝癌直径超过13cm的患者其1年生存率为57.0%、3年生存率为31.5%，5年生存率为0。

3.肝癌肿块的数目　一般来说，单个肝癌肿块经伽玛刀治疗的疗效优于多个肿块者，并且，肿块的数目越多其疗效越差。

4.门静脉癌栓　肝癌合并门静脉癌栓者的预后明显要差，极大地增加了治疗的困难，外科手术、射频消融等基本不可能切除或消除癌栓，经门静脉介入虽然有用，但收效微乎其微，因此，只有伽玛刀等放疗方法是一种可行的选择，但遗憾的是，伽玛刀治疗癌栓给予的射线剂量太小则癌细胞不易杀伤；若给予的剂量过大则有可能诱发上消化道出血。不过，根据我们的经验，只要剂量选择得当，综合处理周全，则效果也不错。

5.甲胎蛋白水平的高低 近期疗效来看，血清甲胎蛋白水平的高低似乎与伽玛刀对肝癌的影响并不大，但临床观察发现，AFP水平很高的患者，在伽玛刀治疗后其复发率较高，且复发的时间也短。一般肝癌经伽玛刀治疗后，其AFP水平会下降甚至正常，如果术后动态观察显示AFP水平又复明显升高，则提示可能肝癌已经复发，应及时行CT增强检查。

6.肝癌细胞DNA倍体 有报道，肝癌细胞DNA呈二倍体者的疗效明显优于异倍体者。

7.肝功能代偿能力 肝功能代偿较好的肝癌患者行伽玛刀治疗的疗效明显优于失代偿者，如果肝功能失代偿尤其伴有严重低蛋白血症、大量腹水、黄疸或合并有其他严重疾病者，即使是小肝癌，也效果不佳；对因在肝硬化合并脾功能亢进、门静脉高压和食管胃底静脉曲张者，照射的剂量要明显偏小，而且，易发生肝功能损伤和诱发肝功能衰竭，因此，应加以注意。

8.放射仪器及技术经验因素 如治疗方案的选择、每次照射的剂量、疗程的长短等均与疗效密切相关。

9.综合治疗情况 肝癌的综合治疗非常重要，主要关系到能否顺利完成疗程及疗效的重要因素。例如，极少数患者在伽玛刀放疗后可能出现明显的副作用如频繁呕吐、肝功能损害等；有些患者可能伴有严重的肝硬化及并发症；有些肝癌伴有乙肝病毒或丙肝病毒复制等，因此，临床医生应及时进行相应处理，加强支持疗法，使患者保持在较佳的功能状态，最大限度提高疗效，减少复发和提高生活质量。

第五章 伽玛刀治疗原发性肝癌的疗效评价

体部伽玛刀治疗原发性肝癌已有数十年的历史，其疗效已得到临床肯定，但由于设备条件制约，我国大多数综合性医院仍未能广泛开展，因而许多临床医生和更多的肝癌患者对该疗法仍较为陌生。现就我国许多医院的应用效果，并结合我院近年来治疗肝癌的经验体会介绍如下。

第一节 伽玛刀对早期原发性肝癌的疗效评价

一、早期肝癌采用伽玛刀治疗的理由

1.伽玛刀治疗早期肝癌临床已取得较好疗效　早期肝癌是指肝癌直径较小（3～5cm）和未发生转移者，首选的治疗是外科手术、射频消融等根治性切除或消除病灶。但近年来临床观察发现，早期肝癌经伽玛刀照射后也可使病灶明显缩小甚至消失，其机制为经伽玛射线照射后癌细胞因电离效应DNA受损凋亡，同时，肿瘤血管出现内皮细胞增生、血管壁玻璃样变、增厚、血管腔逐渐闭塞致肿瘤细胞缺血坏死吸收，结果肿瘤体积明显缩小或消失。

2.对手术不能耐受者可选择伽玛刀治疗　有些肝癌患者的一般情况较差或伴有其他严重心、肺等疾病，不能耐受外科根治

性手术，而伽玛刀的创性性极小，一般均可耐受。

二、早期肝癌选择伽玛刀治疗的效果报道

据刑辉等报道，对33例早期原发性肝癌应用伽玛刀治疗后，3个月随访，肿瘤完全消退10例，部分消退者19例，稳定2例，肺多发转移2例。随访1～2年，存活32例，死亡1例。1、2年生存率达97%。

三、伽玛刀治疗早期肝癌的典型病例介绍

（一）典型病例1

1.病情介绍　陈某，男，63岁，某机关退休干部。因反复乏力、纳差、肝区隐痛10年余于2008年3月20日入院。自述1988年因单位体检时发现HBsAg阳性，肝功能和B超检查均“正常”，未予任何处理。1998年因工作劳累后出现乏力、食欲减退、肝区隐痛不适、尿黄和眼黄，检查肝功能示：ALT150U/L，TBiL 57.8μmol/L。乙肝病毒标志物示：HBsAg、HBeAg和HBeAb均阳性（大三阳）。诊断为慢性活动性乙型肝炎，当时给予齐墩果酸、肝泰乐、复方甘草酸苷、中药汤剂等治疗，复查肝功能时好时差。2004年8月因症状加重，查ALT 150U/L，乙肝“二对半”示：HBsAg、HBeAb和HBcAb均阳性（小三阳）；HBV DNA定量为2.89×10^6copies/ml，透明质酸 1984ng/ml。腹部螺旋CT增强扫描可见：肝内结节、门静脉增宽、脾大。AFP为150ng/ml。诊断为：肝硬化代偿期；慢性活动性乙型肝炎。给予拉米夫定片，每次100mg，每日3次，口服。2008年3月16日复查肝功能ALT正常，但AFP为800ng/ml，B超检查发现肝内有占位性病变：提示肝癌改

变；螺旋CT增强扫描示：肝表面不光滑、肝裂增宽、小结节影。肝左外叶靠肝静脉前方处可见一约3.7cm×3.3cm大小的低回声结节，增强后明显强化。

2.临床诊断　原发性肝癌（早期）；肝硬化代偿期；慢性乙型肝炎。

3.治疗经过　（1）伽玛刀治疗：每次照射20min，每次剂量为500cGy，共行8次，总剂量为4000cGy；（2）抗病毒治疗：长效干扰素治疗：每次135～180μg，肌内注射，每周1次；（3）抗肝硬化治疗：安络化纤丸，每次6g，每日2次。患者住院15天出院，出院后继续应用干扰素和安络化纤丸及中药等治疗。2个月后复查螺旋CT示肝癌结节缩小至1.5cm×1.5cm，3个月后复查螺旋CT、B超及MRI均示肝癌结节影消失。AFP检查＜15ng/L。2012年12月1日复查：自觉症状良好，查体正常，肝功能检查正常，乙肝“二对半”检查：HBsAg（－）、HBsAb（＋），HBV DNA定量＜500copies/ml，AFP20ng/ml，B超及CT检查均示肝密度及血管走行正常，脾不大。

4.临床经验

（1）早期诊断问题：慢性乙型肝炎经久不愈或反复发作的根本原因是乙肝病毒持续复制，结果会发展为肝硬化，后者很容易发展为原发性肝癌（年发生率约5%），因此，对这些年龄较大的慢性乙肝和肝硬化患者应高度警惕肝癌的发生，应定期复查肝功能、HBV DNA、AFP、B超以及螺旋CT或MRI等，以尽早明确诊断，这也是能否根治和防止复发的关键。

（2）早期肝癌的治疗方法问题：对待早期肝癌的治疗方法最好考虑根治，过去通常采用外科手术的方法，目前也是最不错的方法之一，但要注意根据患者的具体情况而定。该患者年龄较大（63岁），患有肝硬化多年，如果采用外科手术治疗可能存在手术难度较大（在肝门区），风险较高（转移和出血等），因肝脏部分切除后由于肝硬化本身肝细胞储备不足而可能在术后发生肝功能失代偿甚至肝功能衰竭等，加之患者本身手术的意愿不高等情况，因此，可考虑采用伽玛刀治疗，结果证明效果显著，无明显不良反应。

（3）抗病毒问题：肝癌在经外科手术、伽玛刀、射频消融等治疗后仍有很大复发的可能，其中一个重要的原因与乙肝病毒持续复制感染有关。因此，如肝癌患者存在HBV慢性感染，不管HBV DNA定量高低，最好进行抗病毒治疗。如果病情允许的话，最好采用α–干扰素治疗，当然，应在专科医生指导下进行和密切观察，对减少肝癌的复发有一定的作用。

（二）典型病例2

1.病情介绍　陈某某，女，61岁，居民。乏力、纳差3年余，右季肋部隐痛2个月于2010年5月20日入院。患于2007年2月无明显诱因出现乏力、食欲减退、尿量减少、腹胀、双下肢水肿。查体见慢性肝病面容，胸上部有10余蜘蛛痣，腹部膨胀，移动性浊音阳性，双下肢凹陷性水肿。肝功能检查示：白蛋白（A）25g/L， ALT 98U/L，HBV DNA定量：2.09×10^{6}copies/ml；腹部B超示：肝硬化声像图，脾大，大量腹腔积液。消化道钡餐透视示：食管中下段静脉曲张。当时诊断为：肝硬化失代偿期；慢性活动性乙型肝炎；大量腹水；食管胃底静脉曲张。给予拉米夫定、苦参碱、还原型谷胱甘肽、胸腺五肽、中药以及腹水超滤回输等治疗2个月，症状逐步好转，肝功能明显好转（白蛋白为34g/L，ALT 31U/L），HBV DNA定量为＜500copies/ml，B超及CT检查示腹水消失。患者服用拉米夫定2年后自行停药。2010年3月因右季肋部隐痛在当地卫生站行B超检查示：“胆囊结石”，予以消炎利胆片等对症处理，但症状时好时差。昨日入我院门诊检查肝功能示：白蛋白33g/L、丙氨酸转氨酶（ALT）53U/L，胆红素（TBiL）21.9μmol/L，HBV DNA定量为：3.56×10^6copies/ml，甲胎蛋白（AFP）为1245.5ng/L。磁共振（MRI）检查示：肝脏体积增大，左右叶比例失调，其内可见多个T_2WI低信号结节影；肝右后叶下段（下腔静脉后方）见一不规则异常信号，大小约为2.5cm×1.5cm，T_1WI、T_2WI均呈稍高信号，信号欠均匀，边界欠清晰；肝右前叶下段可见一小结节状异常信号，T_1WI呈低信号，T_2WI呈高信号，信号较均匀，边界尚清。肝内外胆管无扩张。胆囊大小正常，壁厚薄均匀，其内见多个斑点状低信号影，边界锐利。脾脏体积增大。腹膜后未见肿大淋巴结，未见明显腹水征。提示：肝硬化、脾大；肝右后叶下段异常信号，考虑为小肝癌；肝右前叶下段结节增生；胆囊结石。

2.临床诊断 原发性肝癌（早期）；肝硬化代偿期；慢性活动性乙型肝炎；胆囊结石。

3.治疗经过 （1）伽玛刀治疗：每次照射30min，每次剂量为600cGy，共行6次，总剂量为3600cGy；（2）抗病毒治疗：拉米夫定片，每次100mg，每日1次；阿德福韦酯，每次10mg，每日1次，口服；（3）护肝治疗：如齐墩果酸片、肝泰乐、硫普罗宁等；（4）抗肝硬化治疗：如复方丹参注射液、复方鳖甲软肝片及中医中药等。治疗2个月后复查肝功能、HBV DNA定量、甲胎蛋白等均正常，螺旋CT复查示：肝脏增大比例失调、肝质地明显增粗。肝右后叶下段见1.5cm×1.7cm不规则低密度影，CT值约48Hu，增强扫描病灶动脉期呈中等度强化，门脉期及平衡期呈相对低密度，边缘较清晰。肝右叶亦见小斑片状低密度影，边缘尚清晰，增强扫描未见明显强化。增强扫描见食管下段及胃底静脉曲张。肝内胆管不扩张。胆囊大小正常，其内见多个斑点状高密度影，边界锐利。脾脏体积增大，未见异常密度及异常强化。胰腺及双肾大小、形态、密度未见异常。腹膜后未见肿大淋巴结及腹水征。提示：肝硬化、脾大，食管下段及胃底静脉曲张。肝右后叶下段肝癌放疗后改变，明显缩小；胆囊多发结石。随访2年，患者病情稳定，肝功能、HBV DNA定量及甲胎蛋白均正常，B超及CT检查为肝硬化声像图改变，但肝内未见肿块影。

4.临床经验　（1）慢性乙型肝炎引起的肝硬化尤其是失代偿期患者应长期服用抗病毒药物，至少3～5年以上甚至终身服用，一旦停药，极易复发。但在服用抗病毒药物过程中应注意监测肝功能、肾功能、HBV DNA定量、甲胎蛋白、B超及定期CT检查等。（2）对肝硬化失代偿期或曾经出现过肝硬化失代偿期的肝癌患者，在选用抗病毒药物时最好选用核苷（酸）类似物药物治疗较妥，后者因口服方便且副作用较少易于耐受；而α-干扰素对于肝硬化失代偿期患者属禁忌证，对于曾经出现过肝硬化失代偿期的患者应用α-干扰素后可能再次出现失代偿甚至诱发肝功能衰竭的可能。（3）伽玛刀治疗肝癌伴肝硬化患者应重视护肝治疗，防止放射性肝炎或因其他原因引起的肝功能受损加重，否则，即使为直径不大的肝癌也会严重影响预后。

第二节　伽玛刀对中期原发性肝癌的疗效评价

一、中期肝癌采用伽玛刀治疗的理由

1.伽玛刀治疗可以避免对肝正常组织的损伤　根据巴塞罗那（BCLC）肝癌分期系统中期肝癌（StageB）是指没有血管

侵犯，肝癌肿块可较大，或多个结节，肝功能分级属Child-pugh A～B级。虽然此期的治疗方法不少，行外科手术切除治疗是一项选择，但由于大多数患者均有肝硬化的背景，肝脏贮备功能较差，手术切除会丢失部分正常的肝细胞，使得机体难以承受。

2.伽玛刀可重复多次治疗，痛苦少　此期外科手术切除后并发症较多和复发率也较高，射频消融因肿块较大或较多而难以清除干净并且较为痛苦，单纯肝动脉栓塞化疗有效，但也难以全部杀灭病灶区的癌细胞，而伽玛刀可以一次或分二次将病灶区的癌细胞杀灭，并且毒副反应或痛苦程度较轻，即使肿瘤复发也可重复进行。

二、伽玛刀治疗中期肝癌的典型病例介绍

1.病情介绍　谭某某，男性，51岁，已婚，汉族，农民。因反复乏力、纳差、肝区隐痛4年于2008年12月4日入院。患者于2004年出现乏力、纳差、肝区隐痛不适，当时查肝功能示：ALT 125U/L，乙肝“二对半”示HBsAg、HBeAb及HBcAb均阳性（小三阳）。拟诊慢性乙型肝炎，予以中药及护肝药治疗，症状反复。2008年12月3日因肝区疼痛明显，到市中心医院检查肝功示：ALT248.9U/L，BIL15.4mmol/L，A34.7g/L。乙肝“二对半”示：小三阳；HBV DNA定量为4.57×10^7copies/ml；AFP458.69ng/ml。上腹部螺旋CT检查示：肝右叶见一个类圆形低密度影，大小约9cm×9.5cm×9.0cm，增强扫描动脉期呈明显不均匀强化，门脉期强化呈相对低密度，内见更低密度影，肝右静脉受压，远端显示不清，肝内胆管及胆总管未见扩张。胆囊内片状高密度影，边界清，大小约1.2cm×0.9cm；左肾上极见一囊状低密度影，壁薄边界

清，大小约0.5cm×0.6cm，增强扫描无强化。

2.临床诊断　肝右叶巨块型肝癌（中期）；慢性活动性乙型肝炎；胆囊结石；左肾囊肿。

3.治疗经过　（1）伽玛刀治疗：每次照射50min，每次剂量为420cGy，共行10次，总剂量为4200cGy；（2）抗病毒治疗：恩替卡韦，每次0.5mg，每日1次；（3）护肝治疗：如苦参碱、复方甘草酸苷、多烯磷脂酰胆碱胶囊（易善复）、齐墩果酸等。治疗3个月后复查，患者AFP正常，HBV DNA定量<500copies/ml，肝功能正常。腹部螺旋CT检查示：肝右前叶见片状低密度影，大小约4.2cm×3.9cm，其内可见多发点状高密度，CT值约为25.68～68.55Hu。增强扫描部分不规则强化。肝总管右支见一大小约为9.4mm×9.3mm的高密度影，CT值约为156Hu，肝内胆管未见扩张。胆囊内见多发小点状高密度影。脾脏大小正常。左肾见类圆形低密度影，边缘欠清晰，密度均匀，增强扫描未见强化边缘变清晰。未见腹水征及腹膜后淋巴结肿大。提示肝右叶肝癌放疗后明显缩小。2011年3月行腹部CT示肝内占位性病变大小为2.2cm×3.1cm，甲胎蛋白正常；胸部CT检查示：右侧胸腔少量积液，右肺上叶外侧段圆形高密度影，考虑肝癌肺转移瘤。给予伽玛刀和5次化学药物治疗。2012年11月10日复查，一般情况可，生活自理，从事轻农业工作，肝功能稳定，腹部CT肝癌灶基本消失，胸部CT示肺转移灶稳定，无复发征象，胸水消失。

4.临床经验

（1）肝癌的复发与HBV DNA的载量呈正相关，也就是说，肝癌患者HBV DNA水平越高，则伽玛刀和其他外科术后复发的几率也越高。因此，对HBV DNA水平较高者，应选用作用较强和耐药率较低的药物如恩替卡韦、替诺福韦、替比夫定等，也可以选用拉米夫定和阿德福韦酯两种药物联合应用，可在较短的时间内降低HBV DNA水平，并且减少耐药发生的可能性。

（2）中期以上的肝癌其复发率和肝外转移的几率明显增高。本例患者虽然肝癌肿块经伽玛刀治疗后能明显控制，但术后27个月出现肺转移瘤，因此，肝癌术后应定期（2～3个月）进行全身体检，以尽早发现肝癌复发和肝外转移，及时治疗可望取得良好效果。

第三节　伽玛刀对晚期原发性肝癌的疗效评价

一、晚期肝癌采用伽玛刀治疗的理由

1.伽玛刀可弥补其他治疗方法的不足　晚期肝癌说明肝癌肿块较大、侵犯血管和存在远处转移，肝功能较差，肝功能分级属 Child-pugh A～C级。外科手术切除、介入、射频消融等几乎已无可能。

2.伽玛刀可实现多次治疗　伽玛刀由于对机体和肝组织的损伤性较小，在严密观察和积极采取支持综合处理后仍可进行伽玛刀治疗。

二、伽玛刀治疗晚期肝癌的疗效报道

1.据王锋等报道　对经病理证实或影像学及检验学证实的386例原发性肝癌患者行伽玛刀治疗，结果：273例伴有上腹部疼痛不适、腹胀、食欲不振、消疲、乏力的患者中有220例（占

80.6%）获得不同程度改善；35例伴有腹水的患者治疗后腹水减少或消失23例（占65.7%）；17例伴黄疸者治疗后有12例（占70.6%）黄疸消失。治疗3个月后经CT复查，有41例肿瘤消失，244例肿瘤缩小50%以上，总有效率达73.8%。并且，有些肿瘤虽未见缩小，但肿瘤发生以液化为主改变，肿瘤活性消失。

2.据党亚正等报道　对无法手术切除的直径＞10cm的原发性肝癌82例，其中，合并癌栓者35例，采用伽玛刀治疗（8～14次），总有效率为51%，1、2、3年生存率分别为45%、24%和19%，中位生存期为13个月。绝大多数患者甲胎蛋白水平可显著降低甚至完全正常，如降低后甲胎蛋白水平又复升高提示复发可能。原发性肝癌出现门静脉或下腔静脉癌栓，提示病情进展较快，预后极差，据大部分的文献报道，如不进行有效治疗其平均生存期不足4个月。究其难点，目前能同时针对肝内原发癌灶和癌栓治疗的方法不多，因为外科手术仍无法切除；介入虽然对肝内病灶有一定效果，但对静脉内的癌栓却无明显疗效；化疗对肝内和静脉内的癌栓均效差，且毒副作用较大；单纯中药、免疫细胞等也暂时无法消除癌栓。伽玛刀利用立体定向技术将高能量的射线聚焦到靶灶组织，损毁病灶组织，而对病灶周围组织影响轻微，效果明显优于常规放疗方法。

3.赵岩报道　以伽玛刀治疗肝癌伴门静脉癌栓30例，结果肝癌完全缓解75%，部分缓解8.3%，无变化3.3%，进展13.3%，总有效率83.3%；门静脉癌栓完全缓解30%，部分缓解66.7%，无变化3.3%，总有效率为96.7%。由此可见，伽玛刀治疗肝癌伴癌栓效果显著，能有效阻止癌栓的进展。也是目前报道治疗本症最有效的方法之一。林小田等多年来一直探索伽玛刀对中晚期肝癌的治疗，在临床上也取得了一定的效果。

三、伽玛刀治疗晚期肝癌的典型病例介绍

1.病情介绍　张某某，男，31岁。因反复乏力、纳差16年，右上腹痛3 个月，腹胀伴双下肢水肿1个月于2009年5月28日入院。患者于1995年出现乏力、食欲减退，当时查肝功能异常（具体不详），HBsAg（+），拟诊慢性乙型肝炎。给予中药及护肝药物治疗。此后，症状反复，但均未用过抗病毒药物治疗。3个月前症状加重，并右上腹疼痛，服用“胃药”治疗，1个月前出现腹胀，尿少，双下肢水肿，体重下降。B超示肝内占位性病变。查体：慢性肝病面容，营养极差，恶病体质，皮肤巩膜轻度黄染，胸上部可见多枚蜘蛛痣，肝掌阳性，腹部膨隆呈蛙腹状，腹围108cm，腹壁上静脉、下静脉重度曲张，右上腹外凸，压痛阳性，肝脏于剑突下8cm可触及，脾肋下5cm可及，移动性浊音阳性，腹水征阳性，双下肢轻度水肿。肝功能检查示：ALT 56.6U/L，AST165U/L，A 23.3g/L，TBiL 65.4μmol/l，凝血酶原时间15.4s（对照12s）；乙肝标志物：HBsAg、HBeAb及HBcAb均阳性（小三阳）。HBV DNA定量为2.3×10^5copies/ml；甲胎蛋白为2300ng/ml；腹部螺旋CT检查示：肝硬化、脾大、门静脉高压、大量腹水；肝左叶可见一18.5cm×13.8cm大小的肿块，并周围子灶，门静脉左支癌栓。

2.临床诊断　原发性肝癌伴门静脉癌栓；肝硬化失代偿期，慢性活动性乙型肝炎。

3.治疗经过　入院后首先给予抗病毒药物（拉米夫定+阿德福韦酯）、护肝退黄药物（如还原型谷胱甘肽、门冬氨酸鸟氨酸、腺苷蛋氨酸、复方甘草酸苷等）、补充白蛋白和新鲜血浆，利尿消肿及对症支持疗法；同时，予以腹水超滤浓缩回输术，共除去滤出液8 000ml，住院1周，症状改善，腹水消退。请伽玛刀

中心会诊后行伽玛刀治疗。因考虑肝癌病灶较大，给予等剂量曲线，250cGy/次，每周5次，共10次，生物剂量累积约2500cGy。并继续给予上述有关治疗。2个月后复查腹部CT示肝癌病灶缩小，并按上述方案缩野行第2次伽玛刀治疗，给予280cGy/次，治疗10次，生物剂量累及2800cGy；并且，给予DC-CIK细胞生物治疗5次。以后每月随访，患者肝功能、AFP均降至基本正常。至2012年5月13日死亡，共存活约3年。有关论文发表在《实用医学杂志》。

4.经验体会 （1）加强支持疗法非常重要。该患者入院时病情非常严重，按一般规律来说，巨块型肝癌伴周围子灶、门静脉癌栓、大量腹水等的出现已1个多月，并且，该患者伴有严重的肝硬化，提示存活期不足1个月，但该病例经过治疗后却存活了3年。总结成功的经验之一就是加强了支持对症处理，输入了大量的白蛋白和新鲜血浆，并且，结合腹水超滤浓缩回输术，及时消除了腹水，有利于后续治疗方案的实施。（2）伽玛刀的适应证可因患者的病情而适当放宽。一般来说，肝癌晚期伴有转移及严重肝硬化，伽玛刀属禁忌证，但如果能积极处理、控制病情和促进病情的改善，某些患者仍可获得治疗的机会，千万不要完全放弃，但也不要盲目进行治疗。（3）结合DC-CIK细胞生物疗法对原发性肝癌甚至晚期肝癌也可能有一定的作用。它可使机体几乎崩溃的免疫功能获得增强或重建，更有利于清除散在的癌细胞或使肿块进展变缓甚至控制而达到带瘤生存的目的。

第六章
原发性肝癌的手术和介入治疗

关于原发性肝癌的治疗方法很多，除了伽玛刀以外，还有如外科手术、肝血管介入栓塞化疗、射频消融、无水酒精注射以及中医中药、细胞生物疗法等多种方法，这些方法在许多情况下也是单纯伽玛刀治疗所无法完全替代的，并且，有时候也需要两种甚至多种方法联合应用或序贯进行，其疗效可起相加作用。因此，在临床工作中可根据实际情况酌情合理选择，其目的是将原发性肝癌的治疗效果达到最好。

第一节　原发性肝癌的外科治疗

一、肝癌外科手术切除术

1.外科手术切除在肝癌治疗中的地位　肝癌行外科手术切除术是最有可能达到完全根治的首选方法，尤其是对小肝癌的治疗仍是其他许多方法无法完全替代的。有些小肝癌及早期肝癌通过外科手术切除后很有可能达到长期存活。

2.肝癌外科手术治疗的局限性　一般来说，不论多大的肝癌进行手术切除都是有可能的，但问题在于：一是肝癌灶切除后残余的肝体积及其储备功能是否能满足于机体的代谢需要。与西方国家相比，我国发生的肝癌有显著不同，我国的肝癌大多是在慢性乙肝和肝硬化基础上发生的，肝功能本身很差，如果手术切除有可能使残肝体积不足而造成肝功能失偿甚至加速患者的死亡；二是肝癌灶手术切除后仍不能一劳永逸地解决肝癌的复发和转移难题。肝癌术后的年复发率高达50%～70%，而且，绝大多数的肝癌复发并不是因为手术切除不干净所致，而是因其他“正常”部位又长出了新癌灶。因此，外科治疗仍有一定的局限性，在许多情况下并不适合。

3.外科手术治疗肝癌的适应证 肝癌具备下列条件者可行外科手术：（1）诊断明确，估计癌灶局限于肝一叶或半肝者；（2）无明显黄疸、腹水或远处转移者；（3）肝功能代偿良好，凝血酶原时间不低于50%；（4）全身情况好，重要脏器如心、肝、肾功能可耐受者。当然，随着医学科学的发展，原发性肝癌外科手术的适应证已可适当放宽，有些原先不具备外科手术条件，但经积极治疗后病情已明显改善或病灶有所缩小，经科学评估后在比较有把握的情况下也可酌情进行手术切除。

4.肝癌外科手术治疗的禁忌证 具有下列情形者应禁止外科手术治疗：（1）肝癌呈弥漫型，癌灶过大已超过肝脏的两叶以上或第一、第二、第三肝门受到侵犯；（2）肝癌广泛转移如肺、骨、脑和腹腔淋巴结等；（3）肝功能失代偿出现明显黄疸、腹水、恶病质者；（4）患有严重心、肺、肾等疾病无法耐受手术者。

5.肝癌外科手术治疗方法 （1）按手术方式分类：①肝癌的规则性切除：包括右半肝切除术、左半肝切除术、肝中叶切除术、肝右三叶切除术、左外叶切除术、肝段切除术等；②肝癌的非规则性切除：对伴有肝硬化、多发肝癌、肝功能严重受损或肝癌术后复发等患者可考虑该手术，以尽可能保留肝细胞，以免诱发肝功能衰竭。（2）按手术效果分类：①局部切除：在肝癌的一定周边完全切除肝癌，只切除少量肝脏，安全性较高，手术切除死亡率一般

<2%；②二期切除：对肿瘤较大者，先经非手术（如肝动脉介入栓塞、伽玛刀、无水酒精注射等）治疗后使肿瘤缩小，再手术切除肝癌；③根治性切除：一次性将肝癌完全切除。一般切至距肝癌周围0.5cm以上，也有学者认为应切至肝癌周围至少2cm；④姑息性切除：虽经手术切除大部分肝癌，仍有肝癌子灶残留。

6. **外科手术切除肝癌的并发症** （1）术后出血：是最常见的并发症之一，表现为腹腔出血、伤口渗血、引流袋渗鲜红色血液，严重者血压下降、休克等，主要原因为术中止血不彻底、血管结扎不牢或脱落、肝组织感染坏死以及肝功能受损和凝血功能障碍等。（2）胆瘘：表现为引流管有胆汁流出，严重者继发胆汁性腹膜炎，如腹痛、压痛、肌紧张、反跳痛、发热、心率增快，血压下降等。主要原因为肝断面结扎线脱落或胆管坏死等。（3）上消化道出血：表现呕血、黑便及失血性休克等。原因为凝血功能障碍、食管胃底静脉曲张破裂、胃肠黏膜糜烂溃疡等。（4）肝功能衰竭：表现精神烦躁、嗜睡、腹水、凝血功能障碍、黄疸加深、尿少，以至昏迷死亡。原因为肝细胞大块切除后肝功能失代偿、术中出血较多、肝功能受损、术后感染等。（5）膈下脓肿：表现为发热、上腹部水肿、压痛和叩痛，肝浊音界扩大。X线检查示患侧膈肌抬高，肋膈角模糊，膈下有液气面等；原因为胆瘘或术后残血淤积，腹腔积液感染等所致。（6）胸腔积液：表现为胸闷、胸部不适、呼吸费力等，主要原因为术后损伤肝周韧带使淋巴回流受阻、肺下感染累及胸膜、手术损伤膈肌、肝硬化伴门静脉高压引发胸腔积液等。（7）肝肾综合征：表现为突然少尿、无尿、电解质紊乱、血尿素氮及肌酐升高等。主要原因为肝功能严重障碍、出血或感染、大量腹水致肾血容量不足等引起肾功能障碍。

7.肝癌外科手术切除的效果评价 手术切除疗效的好坏关键在于肝癌肿块的大小、手术适应证的选择、手术切除的范围和术中、术后及并发症的处理等。一般来说，由较有经验的医生进行手术，手术过程中的死亡率已降至10%以下，生存率也明显提高。据国内汤钊猷报道，肝癌直径<5cm小肝癌手术后的5年存活率已达到50%。

8.肝癌术后复发问题 肝癌切除后的复发率较高，据估计年复发率达10%～40%，5年复发率达60%～70%，如果为巨块型肝癌或弥漫型肝癌，手术后的年复发率达100%，这也是引起肝癌死亡的主要原因。并且，肝癌术后的复发大多数并不是因为手术做得不好，而是因为原来未有肝癌病灶的部位又长出了新肝癌。因此，如何处理好肝癌术后复发是目前临床面临的重要课题。根据临床体会，术后可进行如下处理：（1）肝动脉介入栓塞化疗：对估计肝癌术后易复发的患者最好做1～2次肝动脉介入栓塞化疗以杀灭残存的癌细胞，然而，对于小肝癌及无血管侵犯者可不做；对伴有严重肝硬化者也最好不做该治疗，以免加重肝功能损害而失代偿。（2）α干扰素治疗：对于肝癌根治性手术后的患者，在病情允许如年轻、无失代偿性肝硬化、有乙肝或丙肝病毒复制、外周血白细胞及血小板计数不太低等情况下，可考虑应用α干扰素治疗（每次50～60μg，每周3次，疗程1～2年），能显著降低肝癌术后的复发率，但应注意不良反应及处理。（3）核苷（酸）类药：对有乙肝病毒复制、肝炎活动、存在α干扰素应用禁忌证或不能耐受等患者，可考虑口服核苷（酸）类抗病毒药物如拉米夫定、阿德福韦酯、恩替卡韦和替诺福韦等，疗程宜长，甚至可终身服用。服用该药时要注意不要自行停药，否则，有可能引起病毒复制反弹，诱发严重的肝病甚至肝功能衰竭；此外，最好选择抗病毒作用强的药物（如恩替卡韦、替诺福韦等）或二种抗病毒药物（如拉米夫定+阿德福韦酯等）联合应用，在治疗过程中定期复查HBV DNA定量、肝功能等，以避免耐药的产生。（4）术后全身化疗问题：大多数专家认为，因为全身化疗对肝癌的效果不肯定，尤其毒副作用较大，应用后是弊大于利并极有可能加速患者的死亡，故一般不用。

二、原发性肝癌的肝移植手术

1.肝移植的适应证 原发性肝癌具备下列条件者可以考虑肝移植治疗：（1）Milan标准：肿瘤单个直径不足5cm，或肿瘤＜3个，最大直径不足3cm，且不伴血管及淋巴结侵犯；（2）国内医院的标准：如上海复旦大学中山医院认为：单发肿瘤≤9cm，或多发肿瘤≤3个，且最大肿瘤直径≤5cm，全部肿瘤直径总和≤9cm，无大血管侵犯、淋巴结转移及肝外转移。

2.肝移植的禁忌证 具有下列情况者应禁忌行肝移植治疗：（1）年龄＞70岁；（2）存在除肝以外的多个重要器官如心、肺、肾功能不全或衰竭（不除外行联合器官移植）；（3）精神呆滞、不能控制的心理变态等心理学障碍；（4）吸毒、酗酒难以戒除者；（5）全身性感染、活动性肺结核、HIV阳性；（6）肝外恶性肿瘤；（7）肝癌伴有明显黄疸、大量顽固性腹水、淋巴结转移、血管受侵、腹腔内或远处转移；（8）持续低氧血症；（9）门静脉血栓或栓塞者。有人认为，虽有门静脉癌栓等血管受累者，但如有供肝、本人有强烈愿望并愿承担高复发风险者也可以考虑肝移植术。

3.肝移植术后的并发症 常见的并发症有：（1）呼吸系统并发症：如胸腔积液、肺部感染、肺不张、急性呼吸衰竭、肺水肿、ARDS等；（2）精神异常：如睡眠障碍、躁狂、焦虑、被害妄想、抑郁、幻想等；（3）胆道并发症：如感染、胆漏等；（4）排斥反应，多为轻至中度反应；（5）高血糖；（6）出血，如右肾上腺附近创面、供肝创面缝合处渗血等；（7）多脏器功能障碍，可累及心、肺、肾、消化道等多个器官系统受损。

4.原发性肝癌肝移植的效果评价 对合并严重肝硬化不能手术切除的小肝癌来说，肝移植不失为一种可供选择的治疗手段，其疗效是肯定的，生存率与手术切除术相似。据国内报道，肝癌移植术后1个月、1年、3年的生存率分别为89%、75.8%和61.2%。与肝切除术一样，肝移植也同样面临术后复发的问题，也是影响患者术后长期存活的重要原因。据有学者报道，对76例原发性肝癌肝移植术后随访10～48个月（中位数35个月），肿瘤复发或转移23例（30.3%），其中，术后1年复发率为23.7%。肿瘤转移部位多见于肺、骨、移植肝、胸腔淋巴结等。导致肿瘤复发的主要因素为术前AFP水平（＞400μg/L）、肿瘤直径＞5.0cm和血管侵犯等。此外，肝移植的有些问题也很困惑，如肝移植的费用很高，一般家庭是难以承受的；肝移植术后的并发症常见；长期抗排斥反应问题；更头痛的是，肝的来源极为缺乏，许多行肝移植时机较好的患者而无肝源，因此，真正能做肝移植的患者非常少。

第二节　原发性肝癌的介入治疗

（一）经肝动脉介入栓塞治疗肝癌的原理

一是肝癌生长所需要的血液95%～99%来自肝动脉，尤其有包膜的肝癌几乎均由肝动脉供血，因此，通过介入技术将供给肿瘤血液的动脉栓塞可造成肿瘤缺血缺氧坏死，尤其是超选择性亚段肝动脉化疗栓塞后的肝癌，大部分瘤体组织可逐步坏死，而对正常肝组织细胞的供血供氧影响不大；二是将对肝癌较敏感的化学药物经导管直接注射到肿瘤区域并封闭，可使肝脏局部的化学药物浓度达到较高水平（比全身血液高100～400倍），杀癌细胞的疗效比静脉用药提高了10～100倍，而对其他全身组织器官的毒副作用明显减少。这二个方面的原理共同发挥最大的抗肿瘤效应。

（二）肝癌经肝动脉介入栓塞化疗的适应证

符合下列条件者可以行：（1）肝癌肿瘤较大，在切除术前应用以使肿瘤缩小便于切除，同时明确病灶数目；（2）肝内多发性肿瘤，估计手术不能切除干净者；（3）无肝肾功能严重障碍、无门静脉主干完全阻塞、肿瘤灶不超过肝总体积的70%；（4）外科手术失败、切除术后复发风险较大及术后复发者；（5）控制疼痛、出血及动静脉瘘；（6）肝癌切除术后预防性肝动脉化疗栓塞术；（7）肝癌肝移植术后复发者；（8）肝癌发生破裂出血，估计手术难以完全切除肿瘤，患者一般情况可，可及时进行肝动脉栓塞化疗。

（三）禁忌证

肝癌凡有下列情况之一者应禁止行经肝动脉介入栓塞化疗：（1）肝功能严重障碍，有黄疸和腹水，属Child Pugh C级；（2）凝血功能严重减退，且无法纠正；（3）巨大的肝癌，肝动脉、门静脉和肝静脉血管受到广泛侵犯，动脉和门静脉或肝静脉之间有交通支形成；（4）伴有全身严重感染及肝脓肿等；（5）肝癌伴全身转移者；（6）肝癌灶肝内扩散超过整个肝体积的70%以上者。

（四）介入治疗常用的化学药物及其毒副作用

1.介入常用的化学药物　包括：（1）氟尿嘧啶（5-Fu）及其衍生物：如氟尿苷、替加氟等；（2）多柔比星（ADM，阿霉素）及其衍生物（表柔比星等）；（3）顺铂（DDP）及其衍生物（如卡铂等）；（4）丝裂霉素。

2.毒副作用　较为多见：（1）胃肠道症状：如恶心、呕吐、腹泻、食欲不振等；（2）骨髓抑制：如外周血白细胞数下降等；（3）肝功能损害：如黄疸、转氨酶升高等；（4）肾功能损害：如肌酐和尿素氮升高等；（5）周围神经损害：如四肢麻木、感觉异常等。其中，氟尿嘧啶的胃肠道反应较明显，多柔比星的心脏毒性较大，顺铂的肾脏毒性较显著、丝裂霉素的骨髓抑制作用更突出等。

（五）介入栓塞化疗的并发症

常见的并发症有：（1）造影剂过敏：如皮疹，严重者喉头水肿、呼吸困难甚至休克等；（2）肝功能衰竭：多发生在伴严重肝硬化者，出现黄疸加深、腹水、意识障碍等；（3）肾功能衰竭：又称溶瘤综合征，指肿瘤大量坏死后，其组织分解产物如尿酸、磷酸盐等对肾脏产生毒性致急性肾功能衰竭；（4）移位栓塞：主要发生于肿瘤内动脉和静脉间存在异常交通支者，栓塞剂通过交通支进入体循环，造成肺、脑等部位栓塞；（5）胃和十二指肠溃疡：乃栓塞剂经过动脉小分支或反流进入胃和十二指肠的动脉，造成胃和十二指肠缺血溃疡；（6）肝癌结节破裂：巨大肝癌结节患者在接受肝动脉栓塞化疗后的数天内突然发生腹痛，伴心慌、血压下降、腹水增多；（7）其他并发症，如上消化道大出血、感染、白细胞和血小板缺乏症、腘动脉内膜损伤及闭塞、菌血症、败血症等。

（六）经肝动脉介入栓塞化疗的疗效

经肝动脉介入栓塞化疗的疗效较确切，许多回顾性和前瞻性的研究均显示：介入能使大部分肝癌病例的AFP迅速下降、肿块缩小、疼痛减轻等。此外，介入化疗药物的毒性较全身化疗要明显减轻，操作相对方便，安全性较高，可为部分原先不能手术的肝癌病例争取到肿瘤缩小后再行切除的机会，可以延长生命。据报道，直径<5cm肝癌介入栓塞后其5年生存率达33%，最长者存活达20年以上。但也有不同的看法，大多数研究认为，还在于选择合适的病例，对一般情况较好、肝肾功能正常、无门静脉癌栓、肿瘤单发且包膜完整、血液供应丰富的肝癌病例有较好的生存率，并且，最好在肝动脉介入栓塞化疗的同时结合综合治疗措施。

（七）经肝动脉介入栓塞化疗的困惑

虽然经肝动脉介入栓塞化疗有一定的效果，但也存在一些困惑：（1）肝动脉栓塞一般都是栓塞较大的动脉及其分支，短时间内容易形成侧支循环使肿瘤组织恢复供血，从而降低长期治疗效果；（2）肝动脉介入栓塞后即使供应肝癌肿块的动脉血大量减少，但在肝癌灶旁的周围组织仍有来自门静脉的血液供应，因此，部分癌细胞仍可能存活；（3）该技术对操作者的经验有较高要求，选择栓塞动脉及其分支时有时难度较大，尤其是出现血管变异时往往造成栓塞失败；（4）通过拟栓塞的动脉注射抗癌的化学药物因推注时压力较高有可能引起癌细胞循血管转移扩散；（5）对本身存在有门静脉癌栓和巨块型肝癌的效果不佳；（6）注入的部分化疗药物入全身血液循环有时可引起明显的消化道反应、肝损害和骨髓抑制等。

第三节　经皮肝穿刺注射无水酒精治疗原发性肝癌

1.经皮注射无水酒精治疗肝癌的原理　该方法属于化学消融法，其原理是将无水酒精经皮注入肝癌组织内，可使肝癌细胞脱水、蛋白质凝固变性坏死及纤维化；并且，它可引起肿瘤组织血管内皮细胞变性坏死形成血栓致肝癌肿缺血坏死。综合作用的结果是使肝癌组织死亡。

2.适应证　下列情况可行：（1）肿瘤位于肝实质中央，估计手术创伤较大，或者紧靠肝内重要管道结构而手术技术难以保证手术安全者；（2）肝功能较差，处于Child Pugh　B级，估计手术可能会加重肝损害甚至发生肝功能衰竭者；（3）肿瘤直径<3cm，肿瘤结节数目≤3个的肝癌患者。肿瘤>3cm者，酒精注射很难使其肿瘤组织坏死。

3.禁忌证　下列情况禁行肝动脉介入治疗：（1）酒精过敏；（2）凝血酶原时间延长，有重度出血倾向；（3）大量腹水，穿刺后容易发生出血、胆漏；（4）严重肝肾功能不全；（5）其他特殊情况，如严重冠心病、体质极度衰竭等。

4.治疗方法　局部皮肤消毒、麻醉，在B超实时引导下，将细穿刺针刺入肿瘤组织内缓慢注入无水酒精。注射酒精的剂量、次数与肿瘤大小有关。一般肿瘤<5cm者，按1cm注入1.5～2.0ml计算；肿瘤>5cm者，按1.0～1.5ml计算。按肿瘤直径1.0cm注射1～2次，间隔2～3天。

5.副作用及并发症　该方法的副作用较少，主要有一过性腹痛、胸闷、上腹部不适、恶心、呕吐等，发生率约15%；肿瘤较大坏死可引起吸收热，一般体温在38.0～38.5℃；较为严重的并发症有腹腔出血、胆漏、肝脓肿、肿瘤破裂、心血管意外等，处理较为棘手，应特别小心，注意掌握适应证，由具有丰富经验的医生严格操作，密切观察病情变化。

6.疗效评价　据文献报道，对于直径<3cm的肿瘤，无水酒精注射后1年生存率达89%～98%，3年生存率为64%～88%。对于>3cm的肝癌也有人应用无水酒精注射显示也有较好的效果。据钱峰采用无水酒精注射治疗直径<3cm的原发性肝癌56例，1年和3年的生存率分别为90%和82%；直径在3～10cm的原发性肝癌81例，1年和3年的生存率分别为85.5%和46%。无一例出现严重不良反应。但由于彻底治愈肿瘤的可能性较小，故一般临床上应用还是不多，然而，对于无法手术和肝动脉栓塞化疗的大肝癌，本方法对控制肿瘤生长也有效。

第四节　超声引导下微波固化治疗原发性肝癌

1.微波固化治疗原发性肝癌的原理　肝细胞在50℃环境下可存活约1分钟，在60℃时即刻死亡，而肝癌细胞的耐温性更差。微波固化可引起组织中带电离子和水分子振荡而产生高温效应，将肿瘤局部加热到一定温度并持续一定时间使肿瘤细胞固化坏死，从而达到选择性杀灭肿瘤细胞的目的，而对正常细胞损伤不大。具有安全、创伤小、可重复性高、操作简单等优点。

2.适应证　该方法的适应证较广：（1）不能接受手术的小肝癌（肿瘤直径≤3cm）；（2）肿瘤体积小，单个肿瘤<6cm；或结节个数≤3个；（3）未能手术切除、术后残留、复发性肝癌，无门静脉癌栓或肝外转移。

3.禁忌证　凡下列情况者应属禁忌：（1）有严重心、肺功能障碍及肝功能Child Pugh C级，难以耐受手术者；（2）有严重的凝血功能障碍，如血小板＜50×10^9/L、凝血酶原活动度＜40%；（3）大量腹水；（4）肝性脑病；（5）肿瘤体积过大；（6）伴全身急性或活动性感染尚未控制者；（7）肝癌灶靠近胆囊、膈肌或大血管周围者。

4.治疗方法 在B超声引导下对肿瘤进行精确定位，避开重要的血管和胆管，按常规消毒、铺巾、局麻，将一根特制的针放入肿瘤中，再把微波电极放入肿瘤内启动微波辐射，使肿瘤区域很快升温，当温度升到42.5～43.0℃时肿瘤细胞就会凝固坏死，而正常细胞安全温度临界为45℃，故不会引起正常组织的损伤。一般对直径＜3cm的癌结节可一次性完成，对＞3cm的病灶应从肿瘤另外一个角度做第二次导入天线进行微波固化治疗。

5.并发症 微波固化的并发症较少见，主要有术后发热（多在38.0℃以内）、呕吐，不同程度的丙氨酸转氨酶和天冬氨酸转氨酶升高，术后1 周可恢复。

6.效果评价 该方法对多发性肝癌、小肝癌、术后复发者的疗效肯定。有报道以该疗法治疗小肝癌18例，术后随访11～33个月，结果仍有17例存活；另有人对20例肝癌（包括原发性肝癌15例、结肠癌肝转移3例、胃癌肝转移2例），共23个肝癌结节，平均直径（4.1±1.5）cm，采用微波治疗术后1年存活率为100%，3年存活率80%（死亡4例）。

第五节　原发性肝癌的射频消融治疗

1.射频消融治疗肝癌的原理 射频消融系统由射频消融源、消融电极、测控单元、外接电极和计算机控制等组成，是在超声引导下经皮穿刺将射频电极直接插入肝脏肿瘤组织，发出高频射频波，激发组织细胞发生高速离子，使电场内的电解质和蛋白质等物质相互运动与撞击产生热量，电极周围可形成60～100℃的高温，致使肿瘤组织出现凝固性坏死；并且，可使肿瘤周围的血管组织凝固，血供阻断，防止肿瘤转移。

2.适应证 符合下列情况者可考虑该治疗：（1）年老体弱或伴严重脏器功能不全、不能耐受手术者；（2）伴严重肝硬化，且肝癌病灶局限者；（3）小肝癌而本人及家属不愿做手术者；（4）各种原因不能手术切除的原发性肝癌；（5）肝癌术后复发或残存小癌结节，尤其是肝癌＜3cm、肿瘤数目在3个以内和肿瘤位于肝实质深部者。

3.禁忌证 有下列情形者禁忌该治疗：如恶病质、重度黄疸、大量腹水、严重肝肾功能失代偿、凝血功能障碍、巨块型肝癌或弥漫性肝癌、凝血功能障碍和妊娠等。

4.治疗方法 在超声的引导下，经皮、腹腔镜或者开腹的方法，将射频电极穿刺进入肿瘤内，启动自动的射频机器后，使肿瘤区域产生高热。通常情况下，一次治疗就能够完全灭活肿瘤，因为集束电极发出的射频波一次可使组织凝固性坏死范围（灭活肿瘤区）达5 cm×6 cm 。

5.射频消融治疗并发症 与手术相比该方法的创伤性明显要小，常见的并发症有：（1）肝区疼痛：一般局麻后不太明显，但有时可能非常剧烈以致无法完成操作，需要全身麻醉才行；（2）发热：多于术后第2 日开始，低热多见，个别发热可达39 ℃，与热刺激和肿瘤炎症坏死组织吸收有关，应用激素及抗菌药物有效；（3）黄疸；（4）腹胀和腹水；（5）气胸；（6）空腔脏器穿孔：多发生在肿瘤与胃肠融合者，需急诊手术；（7）其他如败血症、肝功能衰竭、门静脉血栓形成、腹腔内出血、肠道穿孔、肝脓肿、胆道损伤等。

6.疗效评价 射频消融对于直径＜3cm的肝癌其1、2、3年的生存率和复发率与手术切除的效果相似。一项多中心的研究显示：射频治疗直径＜2cm的小肝癌，5年存活率达68.5%，术后并发症发生率仅有1.8%，与手术相比的疗效无显著性差异，但并发症发生率更低、疮伤小、花费少。据刘竟芳等对176例无大血管浸润或肝外转移的原发性肝癌（202个肿瘤结节）行射频消融治疗，术后1个月CT检查证实有171个（84.6%）结节得到完全消融，1、3、5年生存率分别为84.7%、56.9%和43.1%。但也有文献报道，射频消融术后肿瘤的复发率仍然很高，因此，应加以注意。

7.注意事项 （1）术前应充分了解肿瘤的大小及位置，对于直径较大或距肝被膜近的肿瘤最好先行肝动脉栓塞化疗，选择单针多位点单次或多次消融。（2）操作时注意避开大血管及大胆管，同时，注意肿瘤与邻近脏器的关系，以免造成重要组织结构破坏及穿孔。（3）治疗结束时将温度升高至90℃以上再缓慢拨出电极，以防针道出血。（4）对于较大的肿瘤或多发肿瘤，可能出现布针盲区，治疗时各分区间不能完全排出残余癌组织，因此，可有原位复发或转移；此外，经皮射频消融可因肋骨的影响，难以获得理想的进针点，从而影响疗效。

第六节 氩氦刀治疗原发性肝癌

1.氩氦刀治疗肿瘤的原理 氩氦刀消融治疗通过氩气快速制冷产生超低温（＜-140℃）作用于肿瘤组织引起细胞内外冰晶

形成致细胞脱水、离子浓度及pH值改变、蛋白质变性、细胞膜和细胞结构发生破裂，使冷冻细胞发生不可逆的损伤及逐渐纤维化；坏死的肿瘤细胞释放出的肿瘤抗原能刺激机体的免疫系统，产生抗肿瘤免疫反应，能将部分残留的肿瘤组织或转移的亚临床病灶杀死。

2.氩氦刀治疗肝癌的适应证与禁忌证

（1）适应证：一般来说，只要肝功能异常不明显的肝脏恶性肿瘤均可进行本治疗，尤其是对于不能手术切除的肝癌、肝转移癌（转移灶<5个）和肝癌术后复发的多发性小癌灶（<5个）和不愿意手术的肝癌均可选择氩氦刀治疗。

（2）禁忌证：对伴有黄疸、腹水、肝功能损害及直径>10cm的肝癌一般应慎做，如黄疸明显升高、凝血酶原活动度低于50%、肝性脑病、Child Pugh分级C级等应禁做。

3.氩氦刀治疗肝癌的并发症　本方法治疗肝癌的最大风险是出血，尤其肝硬化伴腹水者出血的风险较大；胸腔积液、肝功能损害等也常见。少见的并发症如腹腔感染、胆管瘘、肝周脓肿、肾功能损害、低温休克、肝实质破裂、肠麻痹、血小板下降、心动过缓、发热、急性尿潴留等。

4.氩氦刀治疗肝癌的疗效评价　氩氦刀治疗肝癌的效果与操作者能否保证治疗较彻底（无瘤边缘）、穿刺准确和彻底灭活肿瘤等因素有关。一般来说，对于直径<5cm的单个肿瘤可采用单次氩氦刀冷冻；对于<5cm的多个肿瘤可采用单次氩氦刀冷冻，以确保灭活范围覆盖肿瘤至少1cm的无瘤边缘。据周霖等以氩氦刀治疗早期肝癌48例，结果：1、2、3、4年生存率分别为81.3%、62.1%、47.6%和44.4%。有人以氩氦刀与射频消融治疗原发性肝癌比较，氩氦刀的疗效似乎比射频消融要好一些。

第七章
原发性肝癌的药物类治疗

第一节　原发性肝癌的护肝降酶利胆治疗

一、护肝降酶药

1.齐墩果酸　本品有保护肝细胞、抑制肝细胞变性坏死，减轻肝损害，促进肝细胞再生，降低γ球蛋白，抑制肝纤维组织增生和降低血清丙氨酸转氨酶的作用。此外，还能降低血脂和血糖，对染色体损伤也有保护作用。可用于急慢性肝炎、肝硬化、肝癌、脂肪肝、药物性肝损害等。用法：20～80mg/次，每日3次，以2～3个月为1疗程。少数患者可出现如口干、上腹部不适、腹泻等不良反应，对症处理后可消失。

2.葡醛内酯（肝泰乐）　本品有解毒作用，进入人体内后转变成葡萄醛酸，可与肝脏内的毒物及药物结合从胆汁排出，并有保护肝脏、降低脂肪在肝脏的沉积和阻止肝糖原分解和使肝糖原增加。可用于急慢性肝炎、肝硬化、肝癌、药物中毒、风湿病等。用法：0.1～0.2g/次，每日3次。副作用偶见面红、轻度胃肠不适，停药后消失。注意：多用本品反而增加肝脏负担。

3.易善力（肝得健）　本品主要成分为高纯化的必需磷脂（EPL）活性成分为天然磷酯醛胆碱甘油二酯及过量不饱和脂肪酸，可被肝细胞吸收，能有效地修复损伤和坏死的肝细胞，促进肝功能恢复。可用于慢性乙肝、脂肪肝、肝硬化、肝癌、中毒代谢性肝病、胆汁淤积等。用法：1～2粒/次，每日3次，随饭同服。注意：本品还有注射剂，每日1支（5ml）用葡萄糖液稀释缓慢静滴，不可与电解质溶液合并应用。

4.甘利欣 本药的化学成分为甘草酸二铵，对各种原因引起的丙氨酸转氨酶升高和冬氨酸转氨酶均有降低作用。用法：甘利欣注射液150mg加入10%GS250ml中静滴，每日1次；甘利欣胶囊，每次150mg，每日2次，口服。一般应用10天转氨酶即可明显下降。注意本品长时间应用可引起水钠潴留，少部分可出现血压升高、头痛、头晕、腹胀、皮疹、发热以及高血钠、低血钾等不良反应，严重者可引起过敏性休克。合并有严重高血钠、低血钾、高血压、心力衰竭、肾功能衰竭等患者忌用；新生儿、妊娠妇女及儿童应慎用。用药期间，应密切观察病情变化，随时停药或减量。同类药品还有：复方甘草酸苷注射液，160mg静滴，每日1次；甘利欣胶囊150mg/次，3次/d，口服。

5.联苯双酯 我国研制而成的降酶药物，它对慢性乙肝、药物或化学药物中毒性肝炎等各种原因引起的丙氨酸转氨酶升高均有良好的作用，其降酶速度很快。用法：5～10粒/次（每粒含联苯双酯1.5mg），每日3次，3个月为1疗程。该药最大缺点是停药后ALT极易升高，一般要延长3～6个月。不良反应极微，可有腹部不适、恶心、皮疹、口干等；注意：肝癌伴肝硬化、慢性活动型乙型肝炎慎用。孕妇及哺育期妇女禁用。

6.还原型谷胱甘肽 本品是由谷氨酸、半胱氨酸及甘氨酸组成的一种三肽。能激活多种酶，是一种细胞内重要的调节代谢物质，可维持细胞的正常代谢与保护细胞膜的完整性，参与体内三羧酸循环及糖代谢。能保护肝脏的合成、解毒、灭活激素等功能，并促进胆酸代谢，有利于消化道吸收脂肪及脂溶性维生素。可用于酒精中毒性肝病、药物性肝病、化疗、放疗（如伽玛刀等），对急慢性病毒性肝炎也有明显改善症状及恢复肝功能作用。用法：每日300～600mg，静滴或肌注，1个月为1疗程。不良反应可有皮疹、胃痛、恶心、呕吐、注射部位轻度疼痛等。本品不宜与维生素B_{12}、磺胺药、四环素及抗组织药等混合应用。

7.硫普罗宁（凯西莱） 动物实验表明，本品具有保肝解毒作用，可保护肝脏线粒体结构，改善肝细胞功能，增强肝脏对各种损害的能力，清除自由基和促进肝细胞再生。对慢性肝损伤模型引起的三酰甘油蓄积有抑制作用。可用于急慢性肝炎、脂肪肝、酒精性肝病、药物性肝损害；并且对防治肿瘤放疗和放疗副作用以及预防放疗、化疗引起的外周血白细胞减少等也有作用。用法：每次100～200mg，每日3次，疗程为3个月；或每次200mg用0.9%氯化钠注射液250～500ml静滴，疗程1个月。注意：对于严重黄疸、顽固性腹水、消化道出血、合并糖尿病、肾功能不全、孕妇及哺育期妇女禁用。此外，在应用本品时应注意全面观察患者状况，定期检查肝功能，发现异常者应及时停药并进行相应处理。

8.双环醇（百赛诺） 动物实验，本品有显著的保肝作用和一定的抗乙肝病毒活性，可降低谷丙转氨酶、改善A/G比值及肝脏脯氨酸含量。可用于各种慢性肝病引起后丙氨酸转氨酶升高。用法：每次25mg，每日3次，疗程6个月。不良反应均为轻度或中度，偶见（发生率<0.5%）头晕、皮疹、腹胀、睡眠障碍以及血红蛋白和白细胞计数异常、总胆红素和转氨酶升高，血小板下降；另外，极个别（<0.1%）可出现头痛、恶心、胃部不适等。对于肝功能失代偿、胆红素明显升高、低蛋白血症、肝硬化腹

水、食管胃底静脉曲张、肝性脑病及肝肾综合征等慎用。

9.苦参总碱　本品可降低血清丙氨酸氨基转移酶及血清结合胆红素水平，并减轻肝细胞损害。有清热利湿、利尿退黄、解毒降酶、改善肝炎症状的作用；并可抑制乙肝病毒复制。用于乙肝丙氨升高及胆红素异常。用法：每次150mg加入10%葡萄糖注射液或0.9%氯化钠注射液250～500ml中缓慢静滴。注意：对本品过敏者禁用；静滴过快可引起恶心、眩晕等不良反应。

二、利胆退黄药

1.腺苷蛋氨酸（思美泰）　本品作为人体组织和体液中的生理活性分子，可调节肝细胞膜的流动性，促进肝脏的解毒，防止胆汁在肝内淤积。可用于慢性活动性乙肝、肝硬化、肝癌等引起的肝内胆汁淤积。用法：500～1000mg/d，肌注或静滴，连用2周。维持治疗可用500～1000mg/d，口服。该药退黄效果较肯定。不良反应可见烧心、上腹痛，偶可引起昼夜节律紊乱，故对血氨升高的肝硬化患者应注意观察。对本品过敏者禁用。

2.熊去氧胆酸　本药能增加胆汁酸的分泌，显著降低胆汁中胆固醇及胆固醇酯含量，有利于结石中胆固醇逐渐溶解。主要治疗胆固醇型结石和胆汁淤积型肝病。用法：50mg/次，3次/d。不良反应较少，可有腹泻、瘙痒、头痛、头晕、心动过缓等。孕妇慎用。严重肝功能减退、胆道完全阻塞患者禁用。如治疗胆固醇结石中出现反复胆绞痛发作，症状无改善甚至加重，或出现明显结石钙化现象时应中止治疗，并进行外科手术。

3.门冬氨酸钾镁　本品可加速肝细胞内三羧酸循环，对改善肝功能、降低血清胆红素浓度有一定作用，可用于急慢性肝病引起的胆红素升高，对肝硬化伴肝性脑病的苏醒也有一定作用，也用于低钾血症、强心苷中毒引起的心律失常也有疗效。用法：每次10～20ml加入5%或10%葡萄糖注射液250～500ml缓慢滴入，每日1次。对重症黄疸者可每日2次静滴。如静滴过快可出现恶心、呕吐、血管疼痛、面色潮红、血压下降等症状，减慢速度可缓解。不能肌肉或静脉注射。对高血钾、高血镁、严重肾功能障碍及严重房室传导阻滞者禁用。

4.门冬氨酸鸟氨酸　本品通过加速鸟氨酸循环加强肝细胞的解毒功能，降低过高的血氨，纠正氨基酸失代偿，改善脑部症状及功能；增加肝细胞的能量合成，使被损伤的肝细胞得以修复。用于急慢性肝病，包括肝硬化、脂肪肝及肝炎所致的血氨增高，对高胆红素血症也有较好的效果。用法：10～20g加入葡萄糖液250ml中稀释后静滴。注意：严重肾功能衰竭禁用，偶有胃肠道反应。

第二节　原发性肝癌的抗病毒药治疗

一、干扰素

（一）普通α干扰素

1.α-干扰素抗原发性肝癌的作用机制　α干扰素是一种具有抗病毒、抗肿瘤细胞分裂增殖和免疫调节作用的糖蛋白。据研究，干扰素可通过与肿瘤细胞表面受体结合，主要通过调节一系列干扰素刺激基因的表达，影响肿瘤细胞凋亡传导通路及一些凋亡调节因子，增强肿瘤细胞对凋亡信号的敏感性，诱导肿瘤细胞凋亡，从而发挥抗肿瘤效应。另有研究显示，肝癌的复发和转移与血管内皮生长因子mRNA和血小板源性内皮生长因子有关，而干扰素可抑制瘤组织内血管内皮生长因子的表达和新生血管的生长；此外，干扰素的免疫调节和抗乙肝病毒作用对抑制肝癌的发生、复发和转移也起着重要作用。

2.适应证 凡与乙肝病毒感染相关的原发性肝癌，伴或不伴丙氨酸转氨酶异常，不管是“小三阳”或“大三阳”，只要HBV DNA阳性，均可应用α干扰素治疗；HBsAg阳性、HBV DNA阴性的肝癌，如果患者本人愿意也可进行α干扰素治疗。当然，有禁忌证者不宜用α干扰素。

3.禁忌证 原发性肝癌出现下列情况者不要应用α干扰素，如精神病、重度精神忧郁症、癫痫（未愈）、自身免疫性疾病、酗酒、吸毒、肝硬化失代偿、心功能不全、重度高血压、妊娠期等。

4.用法 每次500万～600万单位，以生理盐水或注射用药1ml稀释后，皮下注射或肌注，隔日1次或每周3次（逢周1、3、5或周2、4、6），疗程至少1年。

5.不良反应 主要有：（1）流感样症候群：一般在第一次肌注α干扰素4～8小时内会出现畏寒、发热，个别高热（体温可达39～40℃），持续约1～2小时，如先服用解热镇痛剂（如消炎痛25mg），则发热可减轻或不明显。发热时也可冰敷，肌注柴胡注射液4ml，或小柴胡冲剂冲服，适当饮水。常有不同程度的肌肉关节酸痛，症状轻重可能与α干扰素的品牌和剂量大小有关。（2）骨髓抑制：表现为外周血白细胞总数、中性粒细胞计数、血小板计数等不同程度减少，多为一过性，如明显降低可酌情应用升粒细胞和血小板数药物，或采用干扰素减量。（3）脱发问题：

一般较轻微，停药后会恢复正常。对脱发明显者可用一些食物如黑芝麻、核桃等。（4）肝炎急性加重：部分患者应用干扰素后可出现明显乏力、纳差、恶心、厌油、尿黄、血清ALT升高，甚至血清胆红素升高的现象，这可能是干扰素激发免疫的现象。如轻度升高则继续治疗；如明显升高，则加用护肝降酶药物。对肝硬化病例出现上述情况应减量停用，以免失代偿。（5）诱发自身免疫疾病：少数慢性乙肝患者可出现自身免疫现象，如甲状腺抗体、抗核抗体等阳性，极少数尤其女性在α干扰素治疗过程中出现甲状腺肿大，TSH、T_3、T_4异常的甲状腺功能亢进，不能排除与α干扰素无关，应立即停止α干扰素治疗并进行相应的处理。（6）精神症状：极少数人可出现忧郁、精神压抑等症状，可服用抗忧郁剂，同时减少α干扰素剂量；如症状加重，则应停药。

6.*疗效评价*　在肝癌根治性术后应用α干扰素能明显降低复发率、转移率和延长生存期。据国外报道，有一例慢性活动性丙肝所致肝癌患者，1995年9月第7肝段发现直径2.7cm的肝癌灶；经注射无水酒精后治愈，1996年6月第6肝段又发现2.5cm肝癌，经肝动脉介入和无水酒精注射后治愈，1996年10月开始应用干扰素治疗，1997年4月在第2肝段第3次发现肝癌灶，又经无水酒精注射后肿块消失，继用α干扰素治疗，以后随访53个月再未见复发。国内报道72例与乙肝病毒相关的原发性肝癌患者在行根治术后，其中28例加用α干扰素治疗（4～12个月），对照组44例按常规治疗，24个月后随访，结果：加用α干扰素治疗组的复发转移率为53.7%，明显低于对照组（68.18%）（$P<0.05$）；并且，加用α干扰素治疗组的生存率为50%，明显高于单纯手术组（29.5%）。

7.注意事项　（1）有部分病例（约20%）治疗5～8周后会出现ALT显著升高，甚至达1000 U/L以上，可出现轻度黄疸，这是干扰素引起免疫激发的表现，绝大部分患者可以HBeAg转阴。许多医生及患者对出现这种情况非常害怕，其实不必担心，可酌情加用护肝降酶药物如甘利欣胶囊、复方甘草酸苷片、五酯胶囊、联苯双酯等输注或口服，可不停用α干扰素，继续观察病情变化，如出现黄疸加深则暂停用几次，待黄疸好转后继续应用。但对早中期肝硬化病例，如出现ALT显著升高甚至出现黄疸（尤其直接胆红素升高）应警惕失代偿，则应立即停用α干扰素；同时，加强护肝降酶药物治疗，换用核苷（酸）类似物如拉米夫定、恩替卡韦、阿德福韦酯、替诺福韦等抗病毒药物口服。（2）据研究，肝癌组织中miR-26表达水平较低的患者在术后接受α干扰素治疗后，5年生存率由30%左右提高到65%左右，而miR-26表达较高的患者无论是否接受α干扰素治疗，其5年生存率都相似。因此，miR-26的表达可作为应用α干扰素的指标。（3）有学者认为，长期应用α干扰素治疗肝癌有可能产生耐药性，推测其机制可能为肝癌肿瘤血管生成由依赖血管内皮生长因子转为血小板源性内皮生长因子，从而使药物失效或减弱。还有学者认为，干扰素兼有抗病毒和免疫调节作用，即使低剂量的α干扰素也可导致部分患者肝炎发作或严重细菌感染等不良反应，因此，对肝硬化肝癌患者应禁用或慎用。

（二）聚乙二醇干扰素

1.作用特点　聚乙二醇化α干扰素是在普通α-干扰素基础上联结聚乙二醇（Peg）制成的，它明显改变了普通α干扰素在溶液中的稳定性、吸收、体内分布、维持血药浓度和生物活性等理化和生物学特性，经皮下注射后能明显延缓吸收，血液中干扰素浓度能在较长时间（约1周）维持在较高的水平，半衰期比普通干扰素延长10倍，从而能更好地发挥抗病毒和抗肿瘤作用。该类α干扰素被聚乙二醇屏蔽后不易被蛋白酶消化，并且，peg结合物极大地降低了干扰素的免疫原性而不易产生干扰素中和抗体。其不良反应较普通α干扰素相对要少，但费用较昂贵。

2. 聚乙二醇干扰素的抗肝癌作用　据报道，有学者以不同剂量的聚乙二醇化α干扰素抑制人肝癌高转移裸鼠模型LCI-D20实验，并以对照组、小剂量常规α干扰素组和大剂量常规α干扰素组进行比较，结果发现聚乙二醇干扰素组的肿瘤细胞全部灭活，而对比组均有不同程度的肿瘤细胞存活，实验表明聚乙二醇化干扰素有一定的抗肝癌作用。

3. 临床疗效评价　目前有关聚乙二醇α干扰素治疗肝癌的报道不多。笔者治疗的一例典型患者：男，63岁。20年前体检发现HBsAg阳性，随后间断谷丙转氨酶升高，给予中西药物治疗效果不佳；10年前B超及CT诊断为结节性肝硬化，伴脾大（脾厚45mm），乙肝“小三阳”（HBsAg、HBeAb和HBcAb均阳性），HBV DNA阳性，服用阿德福韦酯治疗2年后停药；5年前B超和CT发现肝右叶有一3.5cm × 3.5cm大小的肿块，甲胎蛋白（AFP）450.6ng/ml，ALT 53U/L，HBV DNA 3.2×10^6copies/ml，乙肝“小三阳”，诊断原发性肝癌、肝硬化代偿期、慢性乙型肝炎，行伽玛刀治疗，术后应用聚乙二醇α干扰素（派罗欣），每次135～180μg，肌注，每周1次，期间曾有外周血白细胞数和血小板数降低，给予利可君、鲨肝醇、维生素B_4等口服后正常，一直连续应用3年，结果：多次B超和螺旋CT复查肝内无占位性病变，肝质地正常，表面光滑，脾脏正常，肝功能正常，HBV DNA＜5.0×10^2copies/ml，HBsAg阴性，HBsAb阳性。随访至今均正常。提示聚乙二醇干扰素α不仅有良好的抗乙肝病毒、抗肝硬化作用，而且，对防止肝癌的复发也有良好的效果。

二、核苷（酸）类似物

（一）拉米夫定（LMV）

1.作用特点　本品属于嘧啶类似物，拉米夫定可与天然核苷互相竞争参与乙肝病毒聚合酶的合成，结果使乙肝病毒聚合酶的合成减少，妨碍HBV DNA复制。其产生作用快，一般在服药2周左右可使乙肝病毒复制受到抑制，已广泛用于慢性活动性乙型肝炎、与HBV感染相关的肝硬化等。用法：每次100mg，每日1次口服。疗程3～5年甚至更久。副作用一般较少见，主要的困惑是，长期单用本品易出现耐药，停药后易出现病毒反弹和病情加重，严重者可引起肝细胞的严重坏死及肝功能衰竭。因此，要注意到专科找有经验的专科医生治疗；出现异常情况时及时就诊、及时明确原因和及时用药，如需长期用药时最好与阿德福韦酯联合应用，可明显减少耐药性的产生。

2.抗肝癌作用　据国际多中心的拉米夫定（贺普丁）治疗慢性乙肝的10年疗效观察，该药能明显减少与乙肝病毒感染相关的原发性肝癌的发生；国内报道对124例慢性乙肝给予拉米夫定治疗，另496例未进行抗病毒治疗，随访3年，结果拉米夫定组肝癌的发生率为3.2%（4/124），而对照组肝癌的发生率为8.5%（42/496），二组比较差异有显著性（$\chi^2=4.599$，$P<0.05$）；另有多位学者对原发性肝癌并慢性HBV感染者在行放疗、外科手术和肝移植等的同时加用拉米夫定治疗，并与不用抗病毒药对照组比

较，结果拉米夫定组能明显降低HBV DNA载量，改善肝功能，减少术后并发症及死亡率，延长生存期，对减少原发性肝癌的复发和转移也有一定效果。

（二）阿德福韦酯（ADV）

1.作用特点　阿德福韦酯是一种嘌呤类似物，它在体内水解为阿德福韦，后者是一种单磷酸腺苷的无环核苷类似物，在细胞激酶的作用下致磷酸化为有活性的代谢产物即阿德福韦二磷酸盐，其通过两种方式抑制HBV DNA多聚酶（逆转录酶），一是与自然底物脱氧腺苷三磷酸竞争，二是整合到病毒DNA后引起DNA链延长终止，从而达到阻断乙肝病毒复制的目的。但起效慢，抑制HBV DNA复制的强度不及拉米夫定、替比夫定和恩替卡韦等。可用于HBeAg（+）或HBeAg（-）慢性乙型肝炎，对拉米夫定耐药者也有效。本药有一个显著的特点是耐药性较低，单用本品1年内多无耐药发生，2年耐药率约3%，5年的耐药率约7%。用法：每次10mg，每日1次。疗程宜长。根据经验，如果HBV DNA载量不高，可单用本品口服，治疗48周，平均HBV　DNA载量可降低约$10^{4\sim5}$copies/ml；如HBV DNA载量过高（如10^8copies/ml及以上），可联用拉米夫定或改用替比夫定或恩替卡韦。不良反应主要为潜在的肾损害如血肌酐升高等，但发生严重肾损害者较少见，应定期复查肾功能如尿素氮和肌酐等。

2.抗肝癌作用　由于乙肝病毒长期复制的结果是进展为肝纤维化及再生结节，后者可促进肝细胞突变及肝癌的形成。乙肝病毒还可直接干扰肝细胞的复制过程，导致细胞突变及发生肝癌。由此，阿德福韦酯通过抑制乙肝病毒复制，因而可防止或阻断肝癌的发生。据报道有学者在肝动脉栓塞化疗基础上加用阿德福韦酯治疗与HBV感染相关的原发性肝癌50例，并以同期50例患者单用肝动脉栓塞化疗为对照，结果阿德福韦酯组的有效率达80%，而对照组的有效率为52%，二组比较差异有显著性。另有报道40例HBV阳性肝癌患者在外科根治术基础上联合阿德福韦酯治疗，并以同期40例HBV阳性肝癌作对照，结果两组病例1年的肝内复发率分别为17.5%和20.0%，差异无显著性；2年肝内复发率分别为27.5%和42.5%，差异有统计学意义（$P<0.05$）；二组病例1年生存率分别为80%与52.5%、2年生存率分别为42.5%与27.5%，差异有统计学意义；两组病例的复发率差异也有显著性。

（三）恩替卡韦

1.作用特点　本品为嘌呤核苷类化合物，能有效地选择性抑制HBV DNA聚合酶，阻断HBV复制的3个时期：启动、逆转录和DNA依赖的DNA合成，具有极强的抗乙肝病毒活性，是现有所有核苷类中作用最强的。对初治的HBeAg（+）或（－）慢性活动性乙肝以及对拉米夫定耐药者均有效。用法：初治病例，0.5mg/d，口服；对拉米夫定耐药者，改为1mg/d，口服，以空腹或餐后2小时，口服为佳，肾功能减退者应酌情减量。不良反应的发生率较少（约1%），主要有头痛、疲乏、眩晕、恶心等。

2.抗肝癌作用　抑制乙肝病毒的复制可有效阻断慢性肝病、肝硬化及肝癌的病程；也可有效防止与乙肝病毒相关的肝癌在外科手术、肝动脉介入栓塞等术后乙肝病毒的再激活。据报道，对经肝动脉栓塞化疗的20例原发性肝癌（HBV阳性）患者加用恩替卡韦治疗，另设同期的22例肝癌患者为对照，结果在治疗过程中，对照组HBV再激活6例（27%），加用恩替卡韦组无HBV再激活。二组差异有显著性。表明恩替卡韦可有效预防和治疗HBV相关肝癌术后HBV的再激活。

（四）替比夫定

1.作用特点　本品是合成的胸腺嘧啶类似物，有极强的选择性抑制HBV脱氧核糖核酸聚合酶的活性，可被细胞激酶磷酸化，转化为具有活性的三磷酸盐，与HBV DNA聚合酶的天然底物胸腺嘧啶（5′-三磷酸盐）竞争，抑制该酶活性，导致DNA链合成终止，从而抑制HBV的复制；本药是HBV第一条链和第二条链合成的抑制剂，而且对第二条链的抑制作用更为明显。用法：600mg/d，口服。本品治疗门冬氨酸转氨酸AST≥2×ULN，HBV DNA＜109copies/ml的HBeAg阳性慢性乙肝患者，疗程2年，HBeAg血清转换率为47%，HBV DNA检测不到（≤300 copies/ml）为77%。其耐药较低，1年耐药率为1%，2年的耐药率为2%。不良反应与拉米夫定相似，包括上呼吸道感染、头痛、疲劳、鼻咽炎、血磷酸激酶（CK）升高、腹泻、上腹痛、恶心、头晕等。在动物实验中，本品对胚胎无毒性，也无致畸作用，被FDA作为妊娠安全性的B类药，而拉米夫定、恩替卡韦、阿德福韦酯等作为C类。

2.抗肝癌作用　关于替比夫定的抗癌作用报道不多。笔者对原发性肝癌并HBV慢性感染者采用替比夫定治疗后，能明显改善与肝炎相关的症状及体征，促进肝功能恢复，使HBV DNA载量显著下降。由于其有较强的抑制HBV的作用，故能显著减轻肝组织学炎症坏死及纤维化，延缓肝硬化的进展，故能降低肝癌的发生或减少复发几率。

（五）替诺福韦酯

1.作用特点　本品是替诺福韦双异丙酰氧基甲酯延胡索酸盐，是替诺福韦的酯类前体，其口服药很快水解为替诺福韦，被细胞激酶磷酸化生成具有药理活性的产物替诺福韦二磷酸，然后与5′-三磷酸脱氧腺苷酸竞争掺入到病毒DNA链中，由于其缺乏3′-OH导致DNA链延长受阻而抑制病毒复制。体外实验显示，本品对逆转录病毒及嗜肝DNA病毒均有较强的抗病毒活性。据替诺福韦酯（TDF）与对照的德福韦酯（ADV）的HbeAg阳性慢性乙肝的随机、双盲、多中心的Ⅲ期临床试验，治疗48周时TDF和ADV组的完全应答率分别为67%和12%（$P<0.01$），HBV DNA<400拷贝的比率分别为74%和12%（$P=0.018$），ALT复常率分别为69%和54%（$P<0.05$），HBeAg血清转换率分别为21%和18%（$P>0.05$），HBsAg消失率分别为3%和0（$P=0.018$）。治疗72周时，HBV DNA<400拷贝的比率为79%，ALT复常率为77%。疗效明显优于阿德福韦酯。本品的不良反应与阿德福韦酯相似，有轻微的肾毒性，如清除率降低及肾小管缺陷；本药是作为妊娠的B类药物，约800例HIV和HBV合并感染的孕妇服用本品后，婴儿并未出现出生缺陷。

2.抗肝癌作用　替诺福韦酯具有较强的抑制乙肝病毒的作用，因此，对防止或减少肝硬化和肝细胞癌的发生应有一定作用。

第三节　原发性肝癌的化学药物疗法

一、化学药物治疗原发性肝癌的现状

据国内外针对原发性肝癌的体外药物敏感性试验显示：许多

化学药物如羟基喜树碱、5-氟脲嘧啶等对原发性肝癌细胞均有较强或一定的杀伤抑制作用，因此，应用化学药物治疗原发性肝癌不仅有一定的必要性，还有一定的可能性。然而，目前所有治疗肝癌的化学药物均有较强的毒性，对肝细胞的毒性也尤为明显，尤其是伴有肝硬化的患者会加重肝损害，诱发肝功能的衰竭。因此，在应用化学药物时应注意：一方面注意观察毒副作用，定期复查肝功能；另一方面，要加强护肝治疗。一般来说，与HBV相关的肝硬化肝癌患者，HBV的复制水平较一般的慢性乙肝要弱一些，但由于肝内的HBV共价闭合环状DNA（HBV-cccDNA）作为HBV复制的关键中间体，半衰期长，不易从体内清除，如果应用细胞毒化学药物、手术、放疗等情况时，机体的免疫尤其细胞免疫功能下降，体内HBV以cccDNA为模板再次大量复制，诱发肝细胞的损伤甚至广泛的肝细胞坏死。因此，在使用化学药物治疗肝癌时，一方面应定期复查HBV定量水平；另一主面，最好加用核苷（酸）类似物药物以防止HBV的再激活和急性加重。

二、常用治疗原发性肝癌的化学药物

（一）氟尿嘧啶及其衍生物

1.氟尿嘧啶　又名5-氟尿嘧啶（5-Fu），它进入体内后活化成氟尿嘧啶脱氧核苷酸，与胸苷酸合成酶竞争性结合抑制细胞DNA合成而发挥抗癌功能。可用于原发性肝癌、转移性肝癌等多种癌症。①静脉滴注：300～500mg/（m^2•d），静滴6～8h，连用3～5天，每次静滴时间不少于6～8h，最好用输液泵24h维持；②动脉插管注射：每次750～1000mg；③腹腔内注射：每次500～600mg/m^2，7日1次。有腹水者放腹水后腹腔注射；无腹水者以生理盐水2000ml稀释后注入腹腔。毒副反应较轻，主要有胃肠道反应、黏膜炎、骨髓抑制、静脉炎、脱发等。

2.氟尿嘧啶衍生物　如优福定、卡莫氟、脱氧氟尿苷（氟铁龙）等。本类药物在肝癌化疗中的作用有限。

（二）顺铂及其衍生物

1.顺铂（DDP）　又名顺氯氨铂，能与DNA交叉联结而妨碍其功能，对多种肿瘤有较好的作用，治疗肝癌也有效。DDP是肝癌栓塞化疗和局部化疗的常用药物，尤其与放疗配合用，可增加放疗和敏感性。①静脉滴注：每次20mg/m^2，加入生理盐水20ml稀释静滴，每日1次，连用5天。间隔3～4周可重复用；②动脉注射：1次80～100mg/m^2，每周1次；③胸腹腔内注射：1次30～60mg，每7～10天1次。主要不良反应为消化道反应、骨髓抑制、周围神经炎、耳毒性等。

2.卡铂（CBP）　又名碳铂，为第二代铂类配合物，抗肿瘤活性较强，对肺癌、肝癌等多种肿瘤有效。用法：300～400mg/m^2以5%葡萄糖液稀释成10mg/ml静滴，间隔3～4周给药1次；或50mg/m^2，每日1次，连用5天。消化道反应及肾毒性较低，骨髓抑制明显。

3.洛铂　本品为第3代铂类抗肿瘤药。实验证明，本药对体外培养的NSCLC细胞株抑制活性与顺铂相当，远高于卡铂，并且未见明显肝肾毒性，骨髓抑制可逆，胃肠道反应轻。可用于乳腺癌、小细胞肺癌及慢性粒细胞白血病，对原发性肝癌的肝动脉介入栓塞化疗也有一定效果。

4.奥沙利铂　又名草酸铂（L-OHP）。为第3代铂类抗癌药，能更有效地抑制DNA合成，具有更强的细胞毒性，对多种肿瘤及对顺铂耐药肿瘤均有显著抑制作用，与氟尿嘧啶有明显协同作用。

（三）阿霉素及其衍生物

1.阿霉素（ADM）　又名多柔比星，主要通过插入DNA模板抑制DNA复制，对多种肿瘤有效，也是治疗肝癌最为有效的抗癌化疗药物之一。单药治疗：每次60～75mg/m^{2}以生理盐水稀释成2mg/ml缓慢静滴，每3周1次；胸腔内给药：1次30～40mg。主要不良反应可引起心肌退行性变和心肌间质水肿、骨髓抑制、胃肠道反应、肝功能损害等。

2.其他类　如阿柔比星、表柔比星、吡柔比星、伊达比星等对多种肿瘤也有效。

（四）丝裂霉素及其他

1.丝裂霉素（MMC）　本品具有烷化作用，能与DNA的双链交叉联结，可抑制DNA复制。对肝癌等多种消化道癌有较好的疗效。每次6～8mg以生理盐水10～20ml溶解后静脉注射，每周1次，连用2周。主要不良反应为骨髓抑制，其次为胃肠道反应。

2.其他　如博来霉素、平阳霉素、派来霉素等对多种肿瘤也有效。

（五）喜树碱类及其他

1.喜树碱　本品系从喜树中提取的一种生物碱，能特异性抑制拓扑异构酶-Ⅰ活性，干扰DNA结构和功能。对消化系肿瘤如胃癌、肝癌、结肠癌、直肠癌等有效。静脉注射：每次10mg以生理盐水20ml溶解，每日1次；或隔日20mg，总量140～200mg。副作用如泌尿道刺激症状（尿频、尿急、尿痛等）、胃肠反应（腹泻多见）、轻微骨髓抑制及脱发等。妊娠及哺育期妇女禁用，肾功能不全、泌尿系感染者慎用。

2.羟基喜树碱　本品作用机制与喜树碱相似，但毒性较小。主要用于胃癌、肝癌、大肠癌、食管癌、肺癌等。静脉注射：每次8mg用生理盐水20ml溶解后缓慢注射，60～120mg为1疗程。本品的副作用较喜树碱为轻。

3.依托泊苷　本品主要抑制DNA拓扑异构酶Ⅱ活性，从而干扰DNA结构和功能。本品主要治疗小细胞肺癌、恶性淋巴瘤、急性粒细胞白血病，对消化道等恶性肿瘤也有效。静脉滴注：60～100mg加入生理盐水250～500ml静滴（至少30min），每日或隔日1次，连用3～5次，3～4周可重复用药，总量1～2g。本品主要不良反应为骨髓抑制（如白细胞减少）。药液外溢可引起静脉炎及局部坏死。孕妇及哺育期妇女禁用，白细胞和血小板减少、肝肾功能不全等慎用。

（六）亚砷酸注射液

亚砷酸（三氧化二砷，As_2O_3）是中药砒霜的主要成分，首先由我国学者以亚砷酸注射液治疗早幼粒白血病，有较好效果。2004年国内多中心协作临床研究表明，本品治疗中晚期原发性肝癌具有改善患者生存质量、减轻癌痛和延长生存期，并且，毒副作用较轻，患者耐受性好。中国国家食品药品监督管理局（SFDA）已批准该药应用于肝癌（晚期）治疗，但应注意观察毒副作用如肝肾功能损害等。

三、 化学药物治疗原发性肝癌的效果评价

（一）单用某种化学药物治疗原发性肝癌的效果评价

1.单用一种化学药物治疗原发性肝癌的疗效有限　尽管应

用化学药物治疗肝癌已有60多年的历史，但长期以来进展不大。到目前为止，单药治疗肝癌的有效率不超过15%～20%。例如，国外用阿霉素60mg/m^2（60例）与支持治疗（46例）相比较，中位生存期10.6个月：7.5个月（P=0.036），仅有8.3%的患者肿瘤缩小超过25%，但毒副反应明显，25%的患者死于化疗并发症；其他药物如单用卡培他滨的有效率为13%、吉西他滨为18%、伊立替康为7%。

2.化学药物治疗原发性肝癌疗效不佳的原因　主要原因为：①原发性肝癌存在原发性耐药，如多药耐药基因的高表达、P–糖蛋白、谷胱甘肽–S–转移酶、拓扑异构酶、P53突变等，对化疗药物不敏感；②肝组织中嘧啶脱氢酶（DPD）水平较高，对氟尿嘧啶有抗药性；③肝细胞癌大多分化较好，对抗肿瘤药不敏感；④许多肝癌患者本身存在慢性乙肝、慢性丙肝、肝硬化或酒精性肝病等疾病，对化学药物的代谢和吸收存在障碍；⑤化疗药物的毒副作用普遍较大，大多数病例服用或静脉应用化疗药物后可出现明显的胃肠反应、骨髓抑制及肝功能损害等毒副作用。因此，单独应用化学药物治疗肝癌的价值已不被接受。科学家们正加大力度研制新的敏感性强、有特效的抗肝癌药物。

（二）联合应用化疗药物治疗原发性肝癌的疗效

临床上多采用两种或多种化学药物联合应用治疗原发性肝癌，如阿霉素（ADM）+顺铂（DDP）方案（简称AP方案）、5–氟脲嘧啶（5–Fu）+顺铂（DDP）方案（简称LD–FP方案）、表阿霉素（E–ADM）+顺铂（DDP）+5–氟脲嘧啶（5–Fu）方案（简称ECF方案）等，疗效各家报道有差异，如采用ECF方案治疗原发性肝癌21例，半年、1年和2年生存率分别为90.2%、70.3%和24.6%，但有的报道疗效却也不甚理想。系统性化疗的主要适应证为：①合并有肝外转移的晚期肝癌；②不适合于手术、经肝动脉栓塞化疗或其他治疗方法者；③合并门静脉主干癌栓者。但大多数研究显示，系统的全身化疗并未能明显延长生存期，故临床上一般不用。

（三）化学药物与其他措施联合治疗原发性肝癌的疗效

目前临床上多采用经肝动脉栓塞化疗，直接将化疗药物注入肝癌病灶，多数资料显示可明显提高疗效，延长生存期。有的研究采用化疗药物与中药制剂如参芪扶正注射液、芪枝汤等联合应用对改善临床症状、提高生活质量和延长生存期似乎有效；也可根据条件配合放疗、生物免疫疗法和基因疗法等联合治疗有一定的效果。

第四节　原发性肝癌的免疫生物治疗

一、免疫药物治疗

1.白细胞介素-2　本品是由淋巴细胞产生的一种糖蛋白，它能调节T淋巴细胞的生长与分化，刺激T淋巴细胞、B细胞增殖分化，增强自然杀伤（NK）的细胞活性，诱生γ-干扰素和肿肿瘤坏死因子-α等多种细胞因子的产生。可用于慢性乙型肝炎、丙型肝炎、恶性肿瘤等。注射剂/冻干粉针剂，0.5×10^6单位/瓶、1×10^6单位/瓶、2×10^6单位/瓶。慢性乙型肝炎及丙型肝炎：以（0.25～0.5）$\times10^6$单位溶于100～200ml静滴，每周用5天，以3周为1个疗程。不良反应有发热、寒战、乏力等，停药后消失。

2.免疫核糖核酸　本品可传递细胞免疫和体液免疫，使未致敏的淋巴细胞转变为免疫活性细胞，并有促进肝细胞生长和降酶作用。可治疗慢性乙型肝炎。注射用粉剂，2mg/支、3mg/支。2～3mg/次，2次/d，连用3天为1疗程。或1次/周，以8次为1疗程。

3.抗乙肝免疫核糖核酸　系乙肝抗原免疫羊后，取其淋巴结、脾脏和肝脏提取物精制而成。它能特异性提高机体细胞免疫功能或诱生干扰素，抑制乙肝病毒复制，对HBeAg转阴和HBsAb阳转有一定作用。用于慢性乙型肝炎、肝硬化。冻干粉针剂：1mg/支、2mg/支。2～4mg/次，3次/周，以无菌注射用水或生理盐水溶解后注射。3个月为1疗程。

4.胸腺肽　系从健康新生小牛胸腺组织提出含有生物活性的多肽激素经冻干制成。具有促进淋巴细胞成熟，调节和增强人体免疫功能的作用，有一定的抗病毒和抗肿瘤功能。可用于肝炎、肝硬化、支气管哮喘、肺结核等。注射剂，5mg/支、10mg/支、20mg/支。3～20mg/次，以生理盐水溶解，肌注或静注，1次/d或隔日，以4周为1疗程。注意胸腺功能亢进者（如重症肌无力）勿用，长期应用时应注意补钾或钙。据临床应用胸腺肽α_1显示能增强机体的免疫功能和辅助抗病毒和抗肿瘤作用。

5.左旋咪唑　本品主要作用于T细胞，能诱生干扰素，增强单核细胞的趋化与吞噬作用，对细胞免疫和体液免疫功能低下者均有明显增强作用。用于乙型肝炎、恶性肿瘤和类风湿因子等。涂布剂，500mg/5ml。按说明书涂于双腿皮肤。5mg/次，1次/3～5天。个别患者可出现局部发痒症状。

6.转移因子　本品为多肽类、多核苷酸和多种氨基酸制成。可使正常淋巴细胞转化成特异的致敏淋巴细胞，激发和增强细胞免疫功能。用于乙型肝炎、单纯疱疹、流行性腮腺炎等。注射剂，1mg/支、3mg/支。3mg/次，用生理盐水溶解，肌注或皮下注射，1～2次/周。

7.香菇多糖　本品具有免疫增强作用，它在体内虽无直接杀伤肿瘤细胞作用，但可通过增强机体的免疫功能而发挥抗肿瘤活性。在体内能使脾脏和腹腔的NK细胞活性增强，诱生干扰素与本品剂量相关，其活性与白细胞介素类或干扰素诱导剂有协同作用。另外，在体外可增强脱氧胸腺嘧啶核苷的抗艾滋病毒的活性。其与抗肿瘤药合用，可起到增敏作用。可用于慢性肝炎、肝硬化和肝癌等。用法：每次1mg加入葡萄液中静滴。本品不良反应较少，过敏者禁用。

8.卡介苗　在理论上该品可活化巨噬细胞，促进白介素2（IL-2）、白介素4（IL-4）、肿瘤坏死因子等多种细胞因子的产生，并能增强自然杀伤细胞的杀伤活性，但临床上对原发性肝癌的疗效仍不明显。

二、免疫细胞

1.树突状细胞（DC）　它是功能最强的抗原提呈细胞，临床上以细胞因子体外活化致敏树突状细胞后再回输到体内，以诱导机体产生有效的抗肿瘤免疫。据国外对35例进展期肝癌患者进行该治疗（最多6次，间隔3周），结果：28%的患者得到影像学上的改善和控制，甲胎蛋白水平也有不同程度下降，未见明显不良反应。笔者采用DC细胞配合伽玛刀治疗原发性肝癌30例，结果显示对改善症状、促进肿块消退、提高生活质量和延长生存期等均有一定效果。

2.LAK细胞　为淋巴因子激活的杀伤细胞，具有广泛抗瘤性。体外试验发现本品有较强的抗肿瘤活性，临床上有人应用LAK细胞与IL-2联合应用治疗肝癌根治性切除术后对预防复发有一定的作用，但效果也有待证实。

3.细胞因子诱导的杀伤细胞（CIK）　方法是先从患者血液中分离出有抗肿瘤作用的单个核细胞（但其活性不高或抗肿瘤的能力不强），在体外经多种细胞因子如干扰素、白细胞介素等作用下诱导后变成具有高效抗肿瘤活性的细胞，这些活性细胞能在体外进行扩增，可得到大量类似细胞。然后，再将这些细胞回输给患者，从而大大增强机体的抗肿瘤能力。副作用较少见。主要作为肝癌经其他抗肿瘤措施如手术、放疗、化疗后等的辅助治疗方法，对清除体内微小残留癌灶和防止复发等有效。但体外培养要求很高的技术水平和制备条件，对安全性有极高的要求。

三、肝癌肿瘤疫苗

本品是将自体或同种异体的肝癌细胞经过高温、超声、酶解等方法消除其致瘤性，保留其免疫原性。回输体内，刺激特异性抗肿瘤免疫反应。据国外治疗肝癌，其年复发率（33.3%）远低于对照组（61.5%），2年生存率明显高于对照组（18/19：13/21）。

四、甲胎蛋白靶向治疗

据研究以甲胎蛋白（AFP）为靶点的疫苗具有一定的免疫活性，因此，AFP可作为潜在的肝癌特异性免疫治疗的有效靶点，但临床应用仍有很长的路要走。

五、原发性肝癌的基因治疗

1.反义基因治疗　该技术是通过反义寡核苷酸技术干扰癌基因的转录、翻译及表达。实验证明，利用病毒载体或脂质体复合物将上述的反义生长因子或受体转染、转导入人肝癌细胞株或通过微注射法，能成功抑制或逆转肝癌细胞生长，使肿瘤缩小或消失。但临床上仍未开展。

2.抑癌基因治疗　P53基因是抑癌基因，如野生型P53发生变异或失功能可导致恶性肿瘤的发生及肿瘤细胞抵抗化疗药物，若能抑制P53基因突变或失功能则可抑制肝癌细胞的生长及转移，但目前仍在探索中。

3.免疫基因治疗　为了探索肝癌的有效治疗，科学家们进行了针对免疫应答细胞、肿瘤细胞的免疫基因治疗、自杀基因疗法和RNA干扰技术等免疫基因治疗方法，在肝癌的动物模型中取得了一定进展，但临床上仍未开展。

六、原发性肝癌的生物靶向治疗

（一）原发性肝癌的分子靶向治疗

1.贝伐单抗　商品名阿瓦斯汀，是人工合成的一种针对血管内皮生长因子的重组人源化IgG_1型单克隆抗体，它能特异性与血管内皮生长因子结合，使后者不能发挥促进血管内皮细胞增殖以及肿瘤内血管新生的作用，从而阻断对肿瘤生长至关重要的血液、氧气和其他生长必需的营养供应，致肿瘤缺血缺氧坏死，并且不能散播转移及复发。适应证为与以5-Fu为基础的联合化疗方案一线治疗转移性结直肠癌；据药理实验本品对原发性肝癌细胞有明显的抑制作用，临床已用于不能手术和介入治疗的晚期肝癌治疗。推荐剂量为5mg/kg，以0.9%氯化钠溶液稀释后，每2周静脉注射1次，直至病情进展。副作用主要有胃肠穿孔及伤口开裂综合征、出血、高血压危象、肾病综合征、充血性心力衰竭、全血细胞减少、肠梗阻、浆膜炎等，因此，应密切观察。对本品过敏者禁用。

2.**索拉非尼** 是一种口服的多靶点多激酶抑制剂，它可抑制Raf激酶活性，又可阻断涉及血管生成的4条信号通路，从而抑制肝癌的生长。据国际多中心Ⅲ期临床研究证明，该药能延缓原发性肝癌的进展，明显延长晚期患者生存期，安全性较好。该药已获得欧州EMEA、美国FDA和中国SFDA批准。可用于晚期肾细胞癌或肾癌；扩大适应证为肺癌、肝癌或其他实体癌。据报道，该药对晚期肝癌疗效较好，可显著延长患者的生存时间和疾病控制率。是目前惟一能延长晚期肝癌患者生存时间的药物。推荐剂量：每次0.4 g，每日2次，空腹或伴低脂、中脂饮食服，以一杯温水吞服。疗程：应持续治疗直至患者不能临床受益或不能耐受的毒性反应为止。对索拉非尼或药物的非活性成分有严重过敏症状的患者禁用。常见不良事件包括皮疹、腹泻、血压升高以及手掌或足底部发红、疼痛、肿胀或出现水疱。在临床试验中，最常见的与治疗有关的不良事件有腹泻、皮疹或脱屑、疲劳、手足部皮肤反应、脱发、恶心、呕吐、瘙痒、高血压和食欲减退。由于本品尚未在中国上市，因此须在有本品使用经验的医生指导下使用。

3.**其他类** 如：（1）针对表皮生长因子及其受体的靶向治疗：据研究在肝癌组织中表皮生长因子及其受体的含量均明显高于正常肝组织，提示它们与肝癌的形成和发展有密切关系。针对上述因子及受体的靶向治疗的实验和临床研究也取得初步效果，但仍有待于进一步完善；（2）抗肝细胞生长因子治疗：该因子是促进肝癌细胞增殖的重要分子，并能促进肝癌细胞浸润和转移。目前针对该因子治疗的肝癌药物有几种，效果仍有待验证。

（二）原发性肝癌的放射免疫靶向治疗

放射免疫治疗是利用特异性单克隆抗体作为靶向载体，耦联到放射性核素而形成放射免疫藕联物，注入体内后定向对肿瘤进行内照射治疗，从而达到对肿瘤杀伤，而对正常组织损伤小的目的。据国内外对原发性肝癌不能手术或术后复发治疗显示，可使肿瘤缩小、症状改善和生存时间延长，但也有许多问题如安全性、抗肿瘤活性等仍待进一步研究。

第八章
原发性肝癌的中医中药治疗

第一节　原发性肝癌的中医病因病机与治疗原则

一、病因病机

我国古文献中有大量有关如“癥瘕”、“肥气”、“臌胀”、“黄疸”、“伏梁”、“痞气”、“痞满”、“脾积”、“肝积”、“肝雍”等病症的描述，与现代医学“肝癌”或“原发性肝癌”的病症极为相似。中医认为，肝癌的形成与内因和外因有关。内因主要为饮食劳倦伤脾，脾失健运，或情志抑郁，肝失疏泄；外因主要为湿、热、毒邪内侵肝胆脾胃，化湿生热蕴毒，结于肝胆脾胃。起病之初，乃肝失疏泄，气机郁结，进一步发展为肝郁脾虚，气滞血瘀，脉络不通；日久气郁化火，湿热内生，致火毒内蕴，血瘀气雍；延误不治，病入晚期，邪毒耗气伤血，致精气血虚极，肝脾肾同病，可见肝肾阴虚、脾肾阳虚、阴阳两虚等证。

二、治疗原则

1.培补正气，清除毒邪　肝癌是体内外毒邪内生相互作用的病理产物，只有清除这些毒邪才能消除肿块。中医认为，肝癌的发生有两方面的原因：一是患者本身体质虚弱，以致外来毒邪易于侵犯机体，并且，机体也难以将毒邪清除；二是邪毒较盛，湿热内蕴，气血阻滞，痰瘀互结，以致癌结形成，同时，使正气更虚。因此，治疗上既要扶正，又要祛邪。

2.辨证施治，辨病杀癌 从中医辨证施治角度上看，肝癌早期多为肝郁脾虚、气滞血瘀，治宜疏肝健脾，活血化瘀；中期多为湿热痰瘀互结，癌毒成结，治宜清热化痰，散瘀消结；晚期正气耗衰，脱阴亡阳，治宜大补元气，滋阴固阳。从西医治疗上分析，早期肝癌宜尽早行根治手术或类似于根治手术；中期肝癌尽可能手术，并结合介入、放疗、消融等综合措施；晚期肝癌酌情选用西药护肝、抑癌、增强免疫力等综合措施。

3.疏肝气，健脾胃 肝癌的病因复杂，在我国主要为乙型肝炎病毒感染（中医认为其也为湿热毒邪），另外饮食不节、大量长期饮酒、情志不畅及劳累过度等因素也可诱发。这些因素首当其冲侵损肝脏，累及脾胃，脏腑失和，气机阻滞，津液输布受阻，湿痰瘀搏结于肝。因此，肝癌早期应疏肝理气、兼顾脾胃；中期扶正祛邪，调理肝脾；晚期扶正健脾，利湿消肿。

4.解毒利湿，化瘀消瘀 中医认为，肝癌的发生与湿浊、热毒深伏体内，瘀血交阻，气滞血瘀，久聚成结有关。因此，选用清热解毒、化湿消瘀的中药对肝癌的治疗有用。如清热解毒药有白花蛇舌草、半枝莲、龙葵、苦参等；化湿抑癌药有薏苡仁、茯苓、山慈菇等。上述中药经现代药理研究证实，均有不同程度的抑制癌基因表达和增强免疫力等作用。常用活血化瘀的药物如三棱、莪术、乳香、赤芍、川芎、丹参、八月札、鳖甲等对减轻疼痛、缩小肿块、消退黄疸等均有一定效果。

5.内治与外治相结合 肝癌晚期多存在肝区肿块、疼痛剧烈，可选用活血化瘀、软坚散结、解毒止痛等中药，如雄黄、血竭、乳香、没药、马钱子、冰片等研末，外敷肝区局部或穴位（期门穴），具有一定效果。

第二节 常用于治疗原发性肝癌的中草药

1.清热类 （1）清热泻火药 如石膏、知母、夏枯草、栀子等。（2）清癌性虚热药 如银柴胡、地骨皮、青蒿、胡黄连等。（3）清热利湿药 如茵陈、虎杖、茯苓、薏苡仁、金钱草等。（4）清热解毒药 如蒲公英、连翘、山豆根、蜂房、鱼腥草、败酱草等。

2.解毒类中草药 （1）解毒抗癌药 如白花蛇舌草、半枝莲、半边莲、藤梨根、龙葵、蛇莓等。（2）以毒攻毒药 如斑蝥、蟾酥皮、蜈蚣、马钱子、土鳖虫等。

3.疏肝行气类中草药 （1）疏肝理气药 如柴胡、郁金、香附、佛手、玫瑰花、绿萼梅、八月札等。（2）健脾理气药 如陈皮、木香、枳壳、大腹皮、厚朴等。（3）通脏降胃药 如旋覆花、煅瓦楞、丁香、枳实等。

4.祛湿类中草药 此类药物有薏苡仁、白术、茯苓、猪苓、苦参、黄连、白鲜皮、茵陈等。

5.活血化瘀类中草药 此类药物如当归、川芎、延胡索、丹参、桃仁、红花、三棱、莪术、乳香、土鳖虫、王不留行、没药等。

6.化痰类中草药 此类药物如半夏、藿香、皂荚、海藻、猫爪草、昆布、瓦楞子、竹茹、瓜蒌、白芥子等。

7.软坚散结类中草药　如鳖甲、牡蛎、龟甲、山慈菇等。

8.益气类药　如党参、黄芪、太子参、白术、山药、甘草、生晒参等。

9.养血类药　如阿胶、当归、熟地黄、白芍、龙眼肉、鹿角胶等。

10.滋阴柔肝类药　如沙参、麦冬、天冬、百合、玉竹、石斛、天花粉、枸杞子、墨旱莲、女贞子、鳖甲、香附、佛手等。

11.补肾类药　如益智仁、肉苁蓉、补骨脂、黄精、墨旱莲、女贞子、枸杞子、淫羊藿等。

12.温阳类药　如附子、干姜、白术、益智仁、肉苁蓉、补骨脂、车前子、淫羊藿、瞿麦、萹蓄等。

13.健脾益胃类药　如白术、茯苓、鸡内金、炒麦芽、炒谷芽、陈皮、神曲、旋覆花、煅瓦楞等。

第三节　原发性肝癌的中医辨证施治

一、原发性肝癌中医辨证分型的现状

从国内的研究情况看，目前仍无统一的原发性肝癌中医辨证分型标准，并且，各家医院和各位专家教授之间的差异很大，证型名称也十分杂乱，很少有完全一致的方案。有学者对49篇文献整理了49位专家对肝癌的辨证分型，结果所列的证名共计54个。究其原因一是缺乏大样本、多中心、统一的前瞻性研究，二是肝癌个体本身证型多变。因此，这给中医对肝癌的治疗带来较大困

惑，限制了临床的推广应用。综合起来，常见的证型依次为气滞血瘀、肝肾阴虚、肝胆湿热、肝郁脾虚、肝气郁结、脾虚湿困、气阴两虚、湿热蕴脾等。但应注意的是，中医的辨证分型并不是一成不变的，不同的患者、同一个患者病程的不同阶段、治疗情况及并发症和合并症等不同均会出现偏差。有的学者建议出台统一的分型标准，但笔者认为：一方面制成标准难度较大，难以达成共识；另一方面，这与中医针对每个人的具体情况进行辨证施治的原则有所背离。因此，中医尤其中医肝病界的同道们应需努力实践，不辞辛苦，在力所能及的条件下尽可能为肝癌患者辨证，对较为客观的证型加以治疗。常见证型有以下几种。

1.肝郁脾虚型　症见神疲乏力、食欲减退、腹胁疼痛、便溏、足部水肿、腹部胀大。舌质淡红，苔薄白，脉弦或濡滑。治宜疏肝解郁，益气健脾，化瘀利水，解毒散结。

2.湿热瘀毒型　症见右胁疼痛、身目发黄、恶心、呕吐、口苦、纳差、腹部胀满、便秘或腹泻便薄、身热。舌质红，舌苔黄腻，脉弦滑数。治则清热利湿，化瘀解毒。

3.肝肾阴亏型　症见面色晦暗，腹部胀大，口干舌燥，潮热盗汗，腰膝酸软，尿少短赤，形瘦面干，舌质红绛，苔少光剥，脉弦细数。治则滋补肝肾，滋阴清热，化瘀解毒。

4.气滞血瘀型　症见胁间肿块刺痛拒按，夜间尤甚，面色晦暗，女子或见经闭不行，舌暗质青紫，或有瘀点瘀斑，舌底静脉增粗，脉弦细或涩。治则行气化滞，活血通瘀。

5.气阴两虚型　症见腹部积块坚硬，胁痛逐渐加剧，极度乏力，饮食大减，消瘦脱形，面色萎黄或暗黑，舌质色淡或紫，舌苔灰糙或舌光无苔。脉弦细无力或细数。治则益气补中，滋阴补血。

二、原发性肝癌辨证分型施治选方

有关中医对原发性肝癌的辨证施治案例数万份，但缺乏统一的标准，因此，任何辨证施治方仅供参考。例如，据高晓红辨证施治方为：①肝郁脾虚型：以加味四君子汤合柴胡疏肝散加减：太子参15克，白术10克，茯苓15克，白扁豆10克，炙黄芪15克，生薏苡仁30克，柴胡15克，枳壳10克，香附10克，八月札10克。大便稀薄者加石榴皮、炒苍术，阳气虚衰者加补骨脂、干姜；②湿热瘀毒型：以茵陈蒿汤加减：茵陈30克，炒栀子10克，半边莲15克，垂盆草30克，山慈菇30克，虎杖30克，白花蛇舌草30克，七叶一枝花10克，石见穿15克，车前草15克。尿少者加猪苓、蟋蟀粉；气虚者加太子参；恶心呕吐加姜半夏；吐血者加云南白药、仙鹤草；③肝肾阴亏型：以一贯煎加减：生地黄15克，沙参10克，麦冬10克，当归10克，枸杞子10克，炙鳖甲30克（先煎），炙龟板30克（先煎），川楝子6克，百合10克，虎杖20克。潮热者加地骨皮、银柴胡；腹胀者加莱菔子、大腹皮、八月札。1剂/日，煎服。此外，同时服用虎七散：干壁虎70条，三七粉30克，共研细末。每次4克，温开水送服。以1个月为1疗程。对改善症状和提高生存质量有效。

三、治疗原发性肝癌的经验方

1.扶正抑瘤方　黄芪30克，灵芝30克，女贞子15克，淮山药15克。煎汤取汁100～150ml，分2次服。以3个月为1疗程。治疗肝癌微波术后患者30例，结果症状减轻，食欲改善，体重增加，精神好转，总有效率为90.0%，而对照不用中药组总有效率为73.3%。

2.逍遥散加减汤　基本方：黄芪30克，白花蛇舌草30克，五味子15克，鸡骨草15克，丹参20克，地龙15克，党参20克，焦术15克，茯苓15克，炙甘草10克，柴胡15克，白芍15克，赤芍15克，郁金15克，炙鳖甲15克，当归15克。胁痛较剧者加青皮、延胡索、川楝子；伴少量腹水或双下肢水肿者加猪苓、泽泻、薏苡仁；伴纳差者加鸡内金、焦三仙；伴恶心者加制半夏、竹茹。1剂/日，水煎服。

3.健脾益气消癥汤　基本方：党参20克，白术、茯苓各15克，薏苡仁30克，鸡内金15克，白花蛇舌草35克，炙鳖甲15克（先煎），蛇六谷10克，莪术15克，丹参20克，灵芝10克。加减：转氨酶升高或黄疸升高者加茵陈、虎杖、垂盆草；腹胀者加炒枳壳、陈皮。1剂/日，煎服。以15天为1疗程。

4.活血化瘀汤　基本方：党参30克，白芍和茯苓各20克，白术、淮山药、柴胡、枳壳、牡丹皮、桃仁各15克，甘草6克。加减：热盛者加绵茵陈、黄芩、栀子；恶心、呕吐者加法半夏、生姜、旋覆花；疼痛者加三七、元胡、木香、郁金。

5.扶正解毒消癥汤　太子参20克，黄芪15克，莪术15克，半枝莲20克，柴胡20克，蒲公英15克，鳖甲20克（先煎），白花蛇舌草20克，五味子16克，女贞子15克，大枣6枚。1剂/日，煎服。以2个月为1疗程。

6.益气健脾疏肝汤　基本方：党参30克，白术15克，山药15克，茯苓20克，柴胡15克，枳壳15克，陈皮10克，延胡索20克，甘草6克。热盛者加茵陈、黄芩、山栀子；恶心呕吐者加三七、郁金。1剂/日，以2个月为1疗程。

7.川军甲虫汤　熟大黄9克，西洋参10克，水蛭10克，鳖甲10克，穿山甲10克，延胡索10克，丹参30克，三七10克，白术15克。

伴腹水者加茯苓、车前子；疼痛明显者加川楝子；有黄疸者加茵陈、郁金；伴低热者加柴胡、白花蛇舌草；白细胞减少者加女贞子、阿胶。1剂/日，煎服，以2周为1疗程。

8.调气行水合剂　柴胡、姜半夏、人参、黄芩各10克，甘草6克，炒白术、莪术各15克，桂枝5克，泽泻、茯苓、猪苓、泽兰各30克，生姜10克，大枣3枚。加水浸泡30分钟，煎煮3次，共取煎液500ml，分早晚2次服。治疗原发性肝癌腹水。

9.健脾补肾汤　黄芪30克，半枝莲、白花蛇舌草各20克，太子参、女贞子、茯苓、白术、白芍各15克，枸杞子、半夏、山茱萸各10克，甘草6克。1剂/日，连服7天。

10.护肝消癥汤　生黄芪30克，太子参15克，薏苡仁30克，乌梅15克，白芍药15克，柴胡10克，水红花子10克，丹参15克，三七（分冲）6克，制鳖甲15克，炮穿山甲10克，白花蛇舌草30克，半夏15克，厚朴10克，焦槟榔15克，炙甘草10克。伴黄疸加茵陈、赤小豆各30克，大黄6克；伴腹水、双下肢水肿、尿少者，加昆布、茯苓、泽泻、冬瓜皮各30克；伴呕血、黑便者加白及粉（分冲）6克，炒地榆30克；动脉灌注后发热者加生石膏30克，紫雪散（分冲）0.6克；腹痛者加川楝子10克，醋延胡索24克；恶心呕吐严重者，加代赭石20克，生姜10克。1剂/日。疗程1～3个月。

11.加味大柴胡汤　柴胡15克，生石膏30克，黄芩12克，白花蛇舌草30克，山楂20克，白芍12克，生甘草6克。1剂/日，煎服。治疗原发性肝癌合并阻塞性黄疸者。

12.解毒益气散瘀加减汤　组成：白花蛇舌草、半枝莲、车前草、薏苡仁、黄芪、田七、太子参等。气血虚者加当归、黄精、熟地黄等；偏阴虚者加阿胶；偏阳虚者加鹿角胶等；畏冷肢冷加桂枝、附子等。辅以肝动脉介入栓塞、经皮瘤内注射等。治疗肝癌45例，治疗24周后，中药组患者的CD3、CD4、CD4/CD8及NK细胞的百分率明显提高，与非中药组比较，差异有显著性（$P<0.01$）。

13.疏肝健脾益肾方　以党参、黄芪、白术、茯苓、八月札、乌药、降香、桃仁、鳖甲、赤芍、枸杞子、当归、鸡血藤、穿山甲、车前子、猪苓、山楂、神曲等主方加减，在肝动脉介入栓塞灌注化疗基础上治疗中晚期肝癌30例，结果肿瘤稳定（3个月以上）率为83.87%，明显优于对照单纯介入组（70.96%）；生活质量改善率为77.45%，也优于对照组61.29%（$P<0.05$）。

第四节　治疗原发性肝癌的中成药

一、口服剂

1.槐耳颗粒　由槐耳菌质制成颗粒剂，每袋20克。功能扶正活血。用于不宜手术和化疗的原发性肝癌的辅助治疗，有改善疼痛、腹胀、乏力等作用。用法：20g/次，3次/d，开水冲服，1个月为1疗程。

2.复方斑蝥胶囊　由斑蝥、半枝莲、刺五加、莪术、甘草、黄芪、女贞子、人参、三棱、山茱萸、熊胆粉等制成胶囊。功能破血消瘀，攻毒蚀疮。用于原发性肝癌、肺癌、直肠癌等。用法：3粒/次，2次/d。

3.血府逐瘀口服液　由当归、生地黄、桃仁、红花、枳壳、赤芍、川芎、桔梗、柴胡、牛膝、甘草等制成口服液。功能活血化瘀，行气止痛。可用于慢性肝炎、肝硬化、原发性肝癌等。用法：每次10ml，3次/d。

4.逍遥丸 柴胡、当归、白芍、炒白术、茯苓各100克，蜜炙甘草80克，薄荷20克。制成水泛丸，3克/50粒。功能疏肝健脾，养血调经。用于肝郁脾虚型慢性肝炎、肝硬化、原发性肝癌、慢性胆囊炎等。用法：6～9克/次，1～2次/d，口服。注意：孕妇忌服。

5.肝复乐片 由白术、败酱草、半枝莲、鳖甲、柴胡、沉香、陈皮、大黄、党参、茯苓、关木通、黄芪、牡蛎、苏木、桃仁、土鳖虫、香附、薏苡仁、茵陈、郁金、重楼等制成糖衣片，0.3克/片。功能健脾理气，化瘀软坚，清热解毒。用于原发性肝癌证属肝瘀脾虚者。用法：10片/次，3次/d。Ⅱ期原发性肝癌2个月/疗程；Ⅲ期原发性肝癌3个月/疗程。注意：少数患者服后可出现腹泻，可自行缓解；另外，关木通有一定的肾毒性，注意观察。

6.华蟾素 由干蟾皮压制成糖衣片，0.3克/片。功能解毒、消肿、止痛。用于慢性乙型肝炎及中晚期肿瘤等。用法：3～4片/次，3次/d，口服。

7.香菇多糖片 能增强免疫力。用于慢性肝炎、肿瘤等治疗。用法：10～20mg/次，3次/d，口服。

8.金龙胶囊 主要成分为鲜守宫、鲜金钱白花蛇、鲜蕲蛇等。具有提高机体免疫力、抑制肿瘤生长、转移、复发、减轻放化疗毒副作用等功效，对原发性肝癌、肺癌等多种恶性肿瘤均有治疗作用，尤其对原发性肝癌血瘀郁结证，症见右胁下积块，胸胁疼痛，神疲乏力，腹胀，纳差等有效。用法：4粒/次，3次/d。

9.慈丹胶囊 原名神州消瘤胶囊，由莪术、山慈菇、制马钱子、蜂房、鸦胆子、人工牛黄、黄芪、当归、西洋参、丹参、冰片等制成。具有化瘀解毒、消肿散结、补中益气功能。用法：

5粒/次，4次/d，口服。

10.消癌平　其抗癌有效成分是乌骨藤（通关藤）。主要用于治疗食管癌、胃癌、肝癌、肺癌、贲门癌、大肠癌、宫颈癌、白血病等多种癌症，也可配合放疗、化疗及手术后治疗，并用于治疗慢性气管炎和支气管哮喘。用法用量：口服。一次8～10片，一日3次。不良反应：个别病例使用乌骨藤制剂后可出现食欲减退、白细胞下降、转氨酶升高，发热、关节疼痛、药物疹等，一般不须特殊处理。实验证明：消癌平片能直接杀灭癌细胞，清除炎性细胞浸润，扼制癌细胞的复制、扩散与转移，在抗癌、消炎、平喘等方面有明显药理作用，为临床治疗癌症提供了可靠的药效学依据。其与微管β球蛋白结合，微管蛋白就失去了弹性并使微管不能再解开，形成一种稳定状态，这种稳定性破坏了微管的动态结构，抑制了微管的细胞内物质运输功能和形成纺锤体进行有丝分裂的功能，癌细胞失去了生存和扩散转移的能力。

11.康莱特　本品为软胶囊剂，内容物为淡黄色或黄色的油状液体；气微、味淡，其成分为薏苡仁油及三酰甘油。功能主治：益气养阴，消癥散结。适用于手术前及不宜手术的脾虚痰湿型、气阴两虚型原发性非小细胞肺癌及原发性肝癌。用法用量：口服，一次6粒，一日4次。宜联合放、化疗使用。动物实验结果提示：本品对移植B16黑色素瘤小鼠肺转移，小鼠HAC肝癌、Lewis肺癌、S180肉瘤、裸鼠人体肝癌有一定的抑瘤作用。本品也有注射用制剂。

二、注射剂

1.猪苓多糖注射液　系从多孔菌科真菌猪苓提取的猪苓多糖。能增强免疫力，抑制肿瘤，保护肝脏，抑制肝炎病毒。用于慢性乙型肝炎以及肿瘤放疗、化疗等辅助用药。用法：20～40mg/次，1次/d。注意：不可静脉注射；对本品过敏者禁用。

2.华蟾素注射液 以干蟾皮制成注射液，2ml/支；5ml/支；10ml/支（相当于生药0.5g/ml）。功能解毒，消肿，止痛。用于中、晚期肝癌，慢性乙型肝炎等。用法：肌内注射：2～4ml/次，2次/d；静脉滴注：10ml/次，加入10%葡萄糖注射液500ml稀释后缓慢滴注，2～3个月/疗程。

3.蟾蜍注射液 系蟾蜍醇提取物制成。功能解毒，消肿，止痛。可用于消化道肿瘤，肝癌，急慢性化脓性感染等的治疗。用法：肌注，2～4ml/次，1次/d；静脉滴注，10～20ml/次，用5%葡萄糖注射液600ml稀释后缓慢滴注，1次/d。抗肿瘤以30日为1疗程。

4.康艾注射液 由黄芪、人参、苦参素制成注射液。具有益气扶正、增强机体免疫的功能。用于原发性肝癌、肺癌、直肠癌、恶性淋巴瘤、妇科恶性肿瘤；各种原因引起的白细胞低下及减少症。慢性乙型肝炎的治疗。用法：缓慢静脉注射或滴注：1日1～2次，每日40～60ml，用5%葡萄糖或0.9%生理盐水250～500ml稀释后使用。30日为1疗程或遵医嘱。不良反应少见，罕见有过敏反应报道。注意：对过敏体质者用药应慎重，并随时观察；输液速度不宜过快，成人以40～60滴/min为宜，老人及儿童以20～40滴为宜。

5.艾迪注射液 本品具有清热解毒、消癥散结、健脾益气等作用，既能扶正又能祛邪，祛邪而不伤正。现代药理研究显示：它能抑制肿瘤血管新生，诱导肿瘤细胞凋亡；能减轻T淋巴细胞免疫活性低下、升高NK细胞活性；能增加放疗后免疫球蛋白含量，减轻放射性肺炎及胸部放射学改变；能保护肝脏，使联合化疗后转氨酶升高减少；此外，还有对骨髓有保护作用，并可提高血液肿瘤联合化疗患者的疗效。适用于原发性肝癌、肺癌、肠癌、鼻咽癌、泌尿系统肿瘤、恶性淋巴瘤、妇科恶性肿瘤等多种肿瘤的治疗。用法：成人一次50～100ml，加入0.9%氯化钠注射液或5%～10%葡萄糖注射液400～500ml中静脉滴注，一日一次。不良反应：首次应用偶会出现面红、荨麻疹、发热等反应，极个别患者有心悸、胸闷、恶心等反应。

6.**得力生注射液** 得力生注射液是将红参、黄芪、蟾酥、斑蝥4味中药，运用现代药物生产工艺加工制成的复方纯中药肿瘤治疗药，是我国第一个获得中药二类新药证书的复方纯中药肿瘤治疗药注射剂。具有抑制肿瘤细胞生长、促进肿瘤细胞分化、诱导肿瘤细胞凋亡、保护骨髓功能和增强肌体免疫功能，提高生存质量、延长生存期等作用。可用于中晚期原发性肝癌气虚瘀滞证，症见右胁腹积块，疼痛不移，腹胀食少，倦怠乏力等。用法：静脉滴注，成人按1.5ml/kg剂量加入5%葡萄糖注射液500ml中，首次静滴每分钟不超过15滴，如无不良反应，半小时以后可按每分钟30～60滴的速度滴注，一日一次。如患者出现局部刺激，可按1∶10稀释使用。每疗程45天，或遵医嘱。常见不良反应：（1）少数患者用药后可能出现尿频尿急的泌尿系统刺激症状，偶可致血尿和蛋白尿。如出现上述不良反应，应停药，如再应用时应稀释药液，减慢滴速。（2）少数患者有可能出现肝肾损害。临床前动物实验结果提示：该品是人参、黄芪、斑蝥、蟾酥的全成分提取液，有促进癌细胞再分化及癌细胞凋亡；在体内、体外均能抑制多种癌细胞的生长；对化疗、放疗不敏感的腺型癌细胞，得力生注射液也有很强的抑制作用；能使癌组织 cAMP/cGMP 比值加大，提商免疫功能，有效清除体内自由基。

三、外用治疗原发性肝癌经验方

1.蟾蜍膏　以蟾蜍皮制成，外敷肝癌患处。具有止痛、减轻腹胀等功能。

2.癞蛤蟆糊　取癞蛤蟆1只去内脏，加雄黄3克放入蛤蟆内，加温水适量调成糊状，敷在肝区最痛疼处，6～8小时换药1次（冬天可24小时换1次）。治疗原发性肝癌。

3.四黄散糊　取大黄、黄芩、黄连、黄柏各30克，薄荷15克，磨成细粉末，加入温开水适量和蜜糖调成膏状，置于玻璃纸上，厚度约5mm，周围用棉花条包囊药物，将药面直接敷于患者腹部疼痛最明显处，用胶布固定。腹部外敷6小时，1次/d，连用1周。可治疗原发性肝癌伴疼痛者。

4.散结消痛膏　独角莲60克，明矾、蚤休各30克，生南星、雄黄、制乳香、制没药、栀子、沉香各15克，阿魏10克，蟾蜍、冰片各6克。制法：冰片、阿魏另研，余药共研细末，过80目筛，混合均匀；以鲜猪胆汁、醋各半调成糊状，外敷在剑突下至右胁下锁骨正中线处或有肿块疼痛处，每2天换药1次。如局部出现瘙痒、皮疹，可外搽复方地塞米松软膏，并酌情在局部增加1～2层纱布。

5.央芪膏外敷　央芪膏制备方法：猪殃殃500克，生黄芪500克，败酱草500克，白及500克，白英500克，蒲公英500克，党参500克，白花蛇舌草500克，半枝莲500克，猴头菇300克等共研细末，过800目细筛，搅匀，贮罐备用。用前取该药200克加等量开水和适量蜂蜜（约1：10）、凡士林混匀调成糊状，将其均匀涂覆在医用纱布上制成红纱布，剪成肿瘤大小敷于肿瘤体表投影区，外用胶布固定。每日换药1次。若局部出现发红、瘙痒、皮疹者，则停用1～2天。同时配合高频热疗局部照射。以1个月为1疗程。

四、伽玛刀联合中医中药治疗原发性肝癌

据报道以伽玛刀联合中药金龙胶囊（由鲜活守宫、鲜活金钱白花蛇等制成）治疗原发性肝癌17例，并以同期19例单用伽玛刀治疗为对照组，结果治疗组临床症状缓解的总有效率为93.7%，明显优于对照组（89.6%）；治疗组近期有效率为79.2%，对照组为54.2%，二组差异有显著性；李庆霞等以参芪扶正注射液配合体部伽玛刀治疗原发性肝癌36例，李迎春等采用苦参素和伽玛刀治疗原发性肝癌48例，结果显示临床症状改善率和总有效率也均明显优于单纯伽玛刀治疗组。

第九章 原发性肝癌并发症的诊断与治疗

第一节　肝性脑病

肝性脑病是因肝功能衰竭而引起的以中枢神经系统功能失调和代谢紊乱为特点的综合征，主要表现为智力减退、意识障碍、神经系统体征和肝脏损害等。

一、诱因

在肝病晚期许多因素可以诱发肝性脑病的发生，如上消化道出血、各种感染、利尿剂、肾功能不全、镇静剂、大量放腹水、便秘、高蛋白质饮食等。

二、发病机制

1.氨中毒学说　肝性脑病时血氨常升高，如上消化道出血的血液可分解为氨、高蛋白质饮食致肠道产氨增多等。氨对中枢神经系统有毒性作用，它可以干扰脑的能量代谢、神经递质和神经细胞膜离子转运、增加脑水肿、改变基因表达和诱导线粒体通透性改变等作用。

2.假性神经递质学说　正常情况下肝脏可将食物中的芳香族

氨基酸转变的酪胺和苯乙胺清除掉，但肝癌终末期或伴严重肝硬化时对酪胺和苯乙胺的清除能力下降，进入脑组织后形成β-羟酪胺和苯乙胺，后二者的化学结构与正常神经递质去甲肾上腺素相似，但传递神经冲动的作用却很弱或没有，因此，可致神经冲动传导障碍而出现各种精神神经症状。

3.氨基酸代谢不平衡学说　正常人血中支链氨基酸远高于芳香族氨基酸（支：芳=3～4：1），但肝功能衰竭时支芳比值下降，致使多量芳香族氨基酸进入脑内，从而干扰神经冲动的传递。

4.锰中毒　据观察发现任何原因引起的肝性脑病患者在脑基底节区尤其是苍白球区T_1W_1均呈对称性高信号，T_2W_1为等或高信号，MRI场回波序列为低信号，GdDTPA增强扫描病灶无明显变化，其原因与血锰含量升高有关。其引起肝性脑病的机制可能与锰损伤溶酶体、基因突变、对神经细胞线粒体的损伤、抑制神经突触传导等有关。

5.脑水肿　肝功能衰竭时多存在脑水肿，其发生机制与脑星形胶质细胞肿胀、细胞外谷氨酸盐变化、脑循环障碍等有关。

三、临床表现

多发于肝癌晚期或伴严重肝硬化终末期，初期表现为言语多、行为举止异常（如随地小便）、睡眠颠倒（白天睡觉，夜间失眠）、定向力和计算力减退，随后出现烦躁不安、嗜睡，最后昏迷甚至死亡。根据肝性脑病患者神智、智力、精神和神经改变的轻重程度，可将肝性脑病分为5级，见表9-1。

表9-1　肝性脑病分级

肝性脑病分级	意识	智力	个性、举止	神经肌肉异常
0级 正常	无改变	无改变	无改变	无改变
1级 轻微异常	失眠、嗜睡、睡眠倒错	计算能力轻微下降，注意力下降	举止行为夸张，欣快或抑郁，多语，易激	震颤，共济失调，书写障碍
2级 中度异常	反应慢，嗜睡，轻微定向力障碍	定时力障碍，计算能力显著下降	抑制力下降，个性明显改变，焦虑或淡漠，行为不恰当	扑翼样震颤，言语不清，反射减退，共济失调
3级 重度异常	昏睡，半昏迷	空间定向力障碍，完全遗忘，完全失去计算能力	行为举止怪异，偏执或易怒，情绪激动	反射亢进，Babinski征（+）肌阵挛，僵直
4级 昏迷	木僵，昏迷	无智力，不能辨认人	无	瞳孔散大，角弓反张，昏迷

四、诊断

凡有肝癌、肝硬化、暴发性肝功能衰竭、门体分流术和TIPS术后等病史，出现睡眠节律改变、认知障碍、定向力和意识活动障碍、精神错乱、昏睡或昏迷等症状，伴有扑翼样震颤、明显肝功能损害、血氨升高或脑电图典型改变，结合有诱因存在，可诊断为肝性脑病。MRI检查颅脑显示T_1加权基底神经节的高信号对肝性脑病的诊断有重要价值。

五、治疗

1.消除诱因　①限制蛋白质的过量摄入：每日蛋白质控制在40～70g，选择植物性蛋白或动、植物混合性蛋白为宜，但过分限制不给蛋白质食物也不好，可出现负氮平衡，增加感染危险；②预防和控制消化道出血：酌情应用制酸或胃黏膜保护剂如奥美拉唑、硫糖铝等；有出血者应暂禁食、输液扩容及止血剂等；③控制和预防感染：可早期应用对肝功能无损害、三代头孢菌素或氟喹诺酮类等抗菌药，对促进肝性脑病苏醒有较大帮助；④慎用某些药物：如麻醉药、止痛药、镇静药、安眠药等。如患者躁动、兴奋明显，可用半量或1/3量地西泮、东莨菪碱等，必要时也可慎用异丙嗪、扑尔敏；避免应用巴比妥类、吗啡类等镇静剂。

2.减少肠内毒物的生成和吸收　①导泻或灌肠：如25%硫酸镁30～60ml口服，或生理盐水或弱酸性溶液清洁灌肠；②乳果糖：每次15～45ml，每日2～3次口服。维持软大便每日2～3次。对轻微的肝性脑病有明显改善作用，但对降低病死率似乎效果仍不显著；③口服抗生素：可抑制细菌生长，减少肠道氨的产生。新霉素2～4g/d口服，肾功能不良者可用甲硝唑，0.2g，4次/d，口服，其他如巴龙霉素、去甲万古霉素、利福新明等也可选用；④促进体内氨代谢清除药物：如精氨酸10～20g/d加入葡萄糖液中静滴；L-鸟氨酸-L-天门冬氨酸肽（LOLA）每日10～20g静滴，能促进尿素代谢，对降低血氨有用。

3.支链氨基酸　可纠正氨基酸代谢不平衡，减少大脑中假性神经递质的形成；有营养作用，但对纠正肝性脑病的作用仍有限。如15AA氨基酸注射液、六合氨基酸注射液等均可选用。

4.**改善脑损伤药物** 如纳络酮能迅速通过血脑屏障，阻断β-内啡肽对精神及意识状态的抑制作用，对肝性脑病有显著催醒效果，且无明显不良反应。

5.**人工肝支持疗法** 目前以分子吸附再循环系统（MARS）最常用，它能部分清除患者体内分子量以上的毒性物质，如胆红素、胆酸、内毒素、肿瘤坏死因子、补体激活物等多种血管活性物质，对延长生存期有一定作用；也可少部分早期肝癌伴严重肝硬化患者争取为肝移植提供时间。

6.**对症支持治疗** 非常重要。如纠正水、电解质和酸碱失衡；保护脑细胞功能，防治脑水肿；保持呼吸道通畅、预防感染；防治出血和休克；维持必需的热量、维生素和微量元素等。

第二节 上消化道大出血

肝癌尤其是肝癌晚期易发生上消化道大出血，也是肝癌死亡的主要原因。

一、诱因

有些因素可以诱发肝癌患者发生上消化道大出血：①饮食不当：如生冷、坚硬和带刺食物等可刺破已曲张的食管静脉；②腹内压增高：如剧烈咳嗽、便秘等可使门静脉压突然增高；③使用激素诱发消化性溃疡出血；④治疗方法诱导：如采用肝动脉栓塞化疗可使门静脉回流受阻；⑤气候突变：如气温骤降使机体外周血管收缩引起内脏血管压力升高致食管静脉破裂。

二、发病机制

1.门静脉高压、食管胃底静脉曲张破裂出血　肝癌多并有肝硬化或肿瘤压迫门静脉致门静脉高压，门–体静脉交通支开放，导致食管胃底静脉曲张。当门静脉压力达到一定程度，或因硬刺物损伤，则可引起上消化道大出血。

2.胃黏膜病变　门静脉高压可造成胃肠道淤血，形成“高血容量和低灌注”状态，胃黏膜水肿、缺氧、代谢障碍及对损伤因子的敏感性增加，加上组织间隙水肿，“H^+”渗透黏膜增加从而损伤胃黏膜而引起出血。

3.肝癌发生胃十二指肠转移　肿瘤生长过快，出现破溃出血。

4.凝血功能障碍　晚期肝癌，或合并严重肝损害，使凝血因子合成减少，凝血功能障碍，易引起渗血或出血不止。

5.肝癌并门静脉癌栓　可引起门静脉完全性或不完全性阻塞致门脉血液回流受阻，门脉压力增高，易破裂出血。

6.其他原因　如肝癌手术、肝静脉结扎、肝动脉栓塞化疗等可致门静脉血流不畅，也可引起门静脉高压破裂出血。

三、临床表现

出血量少者表现为黑便、柏油样便，大便潜血阳性，或少量呕血；出血量较大时可见呕血或呕吐咖啡色物，混有胃液或食物残渣；出血很大时呈喷射状呕出鲜血，可有血块，伴头晕、眼花、心慌、出冷汗、血压下降、晕厥甚至死亡。

四、诊断

肝癌或伴肝硬化病史，表现为呕血、黑便、鲜血便或柏油样便，伴头晕、出虚汗、血压下降等表现，即可临床诊断并上消化道出血。大便潜血强阳性，血常规示红细胞数和血红蛋白数下降，胃镜检查可确诊。

五、治疗

1.一般治疗　绝对卧床休息，保持安静，注意呼吸道通畅。呕血时要头偏向一侧，去枕平卧，一定要避免血液阻塞呼吸道而窒息死亡；密切观察如体温、血压、呼吸、心率、大便颜色、大便量、呕血量等变化。

2.补充血容量抗休克　①尽快建立静脉通道输液：及时输入生理盐水、林格液、低分子右旋糖酐、羟乙基淀粉40氯化钠注射液（706代血浆）等，输液量的多少以中心静脉压、尿量和出血进展等情况而定；②立即配血和准备输血：当脉搏＞110次/min、红细胞＜3.0×10^{12}/L、收缩压＜90mmHg时应立即输血。

3.内科控制出血　①抑制胃酸分泌：如法莫替丁、西咪替丁、雷尼替丁、奥美拉唑、泮托拉唑肠溶片等；②胃内降温：采用10～14℃生理盐水反复灌洗胃腔，使胃血管收缩和消化液分泌减少；③口服止血剂：如去甲肾上腺素8mg加入生理盐水或冰盐水150ml中分次口服。老年勿用。口服凝血酶500～2000U，1次/4～6h；云南白药0.5g，4次/d等；④三腔二囊管压迫止血：适用于神志清楚配合良好者。成功关键在于放管位置和牵拉固定要准确，胃囊充气200～300ml，食管囊压力维持在30～40mmHg。插管时间3～5天，有效率达50%～80%，但患者较难耐受，放气后再出血率高达50%，现临床上较少用；⑤胃镜下止血：局部喷洒凝血酶、孟氏液、组织黏合剂；局部注射止血剂，如无水乙醇、1%乙氧硬化醇、15%～20%高张盐水等；还可采用凝固止血法，如微波、激光、高频电凝、球囊压迫或结扎法等；⑥降低门静脉压力：如生长抑素类药物有奥曲肽和施他宁，其疗效与三腔二囊管、注射硬化剂类相似，不良反应明显较少；垂体后叶素和血管加压素也可用，但副作用稍明显；普奈洛尔（心得安）可降低门静脉压力，一般40mg/次，每日2次，疗程不少于1个月。急性大出血者不用；硝酸甘油，0.2μg/（kg·min）静脉滴注。但单用效果不佳，常与垂体后叶素合用，可增加疗效，减轻副作用。

4.肝动脉化疗栓塞 适用于中晚期肝癌并上消化道大出血者，但操作麻烦，可有严重并发症，尤其是肝功能Child分级C级者不宜做，最好先内科保守治疗。

5.外科手术治疗 适用于非手术治疗无效、肝功能及全身情况尚可、能耐受手术者。手术风险较大，并发症较多，因此，应充分与家属沟通，并严格掌握适应证，密切观察术后变化。

第三节　肝肾综合征

肝肾综合征是指严重肝硬化或肝癌晚期突然出现的无法解

释的少尿和氮质血症，既往无肾脏病史。常是患者进入死亡前的标志。

一、诱因

许多因素可诱发肝肾综合征的发生，如大量利尿剂、放腹水、止血或肾毒性药物、感染、手术等。

二、发病机制

主要机制为肝癌晚期或伴严重肝硬化门脉高压引起肾外全身动脉扩张，导致循环血量不足，外周动脉压下降，经压力感受器和容量感受器使血管收缩剂和肾血管收缩系统过度激活导致肾血管收缩失控，肾灌注急剧减少，肾小球滤过率下降；此外，肝功能衰竭可发生严重低蛋白血症使血浆外渗、大量长期用利尿剂、大量放腹水等可使血容量减少，也可影响肾循环血量，使肾小球滤过率减少。

三、临床表现

主要表现为少尿或无尿、腹胀、大量腹水、全身水肿、电解质紊乱及氮质血症等，其中，以稀释性低钠血症、低钾或高钾血症、低氯血症等较为常见。肝肾综合征可分为二型：Ⅰ型：发病急骤，血容量低而外周血管阻力高，心脏指数正常或降低，常伴自发性细菌性腹膜炎、肝性脑病。病死率100%；Ⅱ型：发病缓慢，血容量正常而外周血管阻力正常，心脏指数正常，常存在顽固性腹水，存在大量放腹水、过度利尿或使用肾毒性药物等诱因。

四、诊断

有肝癌或严重肝硬化病史，存在某些诱发因素如大量放腹水、利尿剂或合并严重感染，存在少尿、恶心、呕吐、表情淡漠甚至嗜睡等表现，如血钠<130mmol/L、尿钠<7.5mmol/L、血尿素氮及肌酐升高，尿蛋白阳性，且能排除肾脏病变时，可做出本诊断。

五、治疗

1.原发病的治疗　由于肝肾综合征是可逆的，故积极治疗肝癌或所伴肝硬化，可使病情改善有助于肝肾综合征的恢复。

2.消除诱因　纠正和控制某些诱因，如上消化道大出血、肝癌破裂出血、内环境紊乱（大量放腹水、大剂量长期使用利尿剂、酸碱及电解质失衡）、手术等。

3.补充血容量　如使用血浆、白蛋白、右旋糖酐等补充胶体渗透压。

4.血管活性药物　①小剂量多巴胺：每分钟1.0～3.0μg/kg静滴能扩张肾血管，改善肾血流量，但临床上发现单用多巴胺的疗效并不佳，长期应用会增加分解代谢，故用12小时后如无效则停用，可与缩血管药物同用反而能改善肾功能；②特利加压素：有很强的血管收缩功能，可每4～6小时静滴0.5～2mg，有效者在用药12～24小时内尿量增加，可用1～2周。通常与白蛋白合用，效果更佳；③生长抑素：可选择收缩内脏血管、降低门静脉压、改善肾血流量。据一项治疗肝肾综合征的对照研究显示：治疗组有效率为64.28%，而对照组仅为20%。如与扩容治疗结合则效果更佳；④其他药：如酚妥拉明、米索前列醇等药也有应用。

5. **支持疗法** 停用对肝肾有损害的药物，给予低蛋白质、高糖饮食，减轻氮质血症，增加尿量及尿钠排泄，降低尿素氮，纠正水电解质酸碱平衡。

6. **肾脏替代治疗** 当出现高钾血症、肺水肿、难以纠正的酸中毒时，可考虑行分子吸附再循环系统（MARS），其效果明显优于普通的血液透析，可使尿量增加，胆红素、肌酐及尿素氮水平下降。

7. **中医中药** 如丹参注射液、血必净等可试用。

第四节 自发性细菌性腹膜炎

自发性细菌性腹膜炎在肝癌尤其伴肝硬化腹水患者中较为常见。

（一）病因

感染的细菌以革兰阴性菌最常见，如大肠埃希菌、克雷伯菌等，其次为革兰阳性菌如链球菌、金黄色葡萄球菌等，而厌氧菌约占1%。

（二）发病机制

本病的发生有二种机制，一种是腹腔中的细菌来自菌血症，血液中的细菌通过血循环与腹水交换而进入腹腔定植；另一种是肠道细菌穿过肠壁进入腹膜腔：①肝脏单核-吞噬细胞系统受损，使肝脏“过滤”功能减退或衰竭，让细菌从肠道经门静脉进入体循环；②严重肝病时空肠菌丛中需氧革兰阴性菌相对增多，同时，减少肠黏膜血流量的因素引起肠黏膜屏障功能降低；③正常存在于肠道的细菌穿过肠黏膜感染肠系膜淋巴结，再通过肠淋巴循环进入血流。但最主要的原因还是与机体免疫功能下降，细菌才得以生长繁殖引起腹膜炎。

（三）临床表现

主要表现为寒战、发热、腹痛、腹部压痛及反跳痛，也是典型症状；但部分患者表现为腹水或腹水增多、黄疸加深、肝功能减退、肝性脑病、中毒性休克或肝肾综合征等；约有10%的患者无任何腹膜炎症状。外周血示白细胞数升高；腹水常规示混浊、白细胞数增多，腹水培养细菌阳性。

（四）诊断

1.确诊标准　①不同程度的发热、腹痛、腹胀；②查体腹部张力增高，不同程度的压痛、反跳痛；③腹水量迅速增多，利尿效果不佳；④腹水检查多核细胞数≥250/mm^3，血常规白细胞总数或中性粒细胞分类可升高；⑤腹水培养发现致病菌。

2.疑似标准　以上①～④中符合2条或以上，但腹水培养未发现致病菌。

然而，临床上腹水培养的阳性率非常低，因此，主要是结合临床表现，尤其是腹水中白细胞计数≥250/mm^{3}或腹水中性粒细胞（PMN）比例≥25%，即可作为自发性细胞性腹膜炎的诊断依据。

（五）治疗

1.抗菌药物的应用　一旦诊断即应采取“早期、足量、联合、广谱、避免损肝肾”之原则选择抗菌药物。最常选用头孢噻肟或其他三代头孢类如头孢三嗪等；氟喹诺酮类也常用，如左氧氟沙星200mg/次，2次/d静滴。病情缓解后也可给予抗菌药物口服，如氧氟沙星、左氧氟沙星等。

2.对症支持疗法　给予充足的热量、多种维生素及微量元素；酌情输注白蛋白、新鲜血浆、支链氨基酸等。

3.增强免疫功能　给予胸腺肽、胸腺五肽等免疫调节剂。

第五节　原发性肝癌自发性破裂出血

原发性肝癌破裂出血是肝癌的严重致命的常见并发症，也是肝癌死亡的常见原因之一。

（一）诱因

某些诱因如剧烈运动、剧烈咳嗽、深呼吸、翻身、用力排便或体检手法过重等可引起巨块型肝癌的破裂出血。

（二）发生机制

肝癌破裂出血有二种类型：一是肝包膜下出血；一种为突破肝包膜进入腹腔的出血。其发生机制为：①肝癌生长迅速，不断向外膨胀，肿瘤内压力增大，加之肝癌中心供血不足，引起缺血缺氧，肿瘤中央液化坏死，血管受损，在剧烈运动等诱因下极易使肿瘤破裂致腹腔内大出血。②肝癌并肝硬化门静脉高压，使肝动静脉内的压力增高，使血管壁逐渐变薄，从而易引起破裂出血。③肿瘤生长迅速累及肝细胞或肝硬化使肝功能严重受损，凝血因子合成不足，致凝血功能障碍。

（三）临床表现

肝包膜下出血表现为肝区突发性疼痛，右上腹包块迅速增大，肝区压痛及局部肌紧张，伴恶心、呕吐、面色苍白、出冷汗、头晕、心悸、脉搏加快，血压下降等；若肝癌破裂穿破包膜进入腹腔，则可突然出现上腹部剧痛，随后全腹疼痛，但疼痛减轻，伴出血性休克如恶心、呕吐、面色苍白、出冷汗、脉搏增加，腹肌紧张、移动性浊音阳性；此外，症状不典型者表现可类似于胆道感染、阑尾炎、胃肠炎、消化道出血等。

（四）诊断

如肝癌尤其伴肝硬化患者突然出现上腹疼痛、失血性休克及弥漫性腹膜炎表现时，应高度怀疑本病可能。可及时行B超及CT检查可见腹腔积液；诊断性腹腔穿刺可抽出不凝血液；血常规示血红蛋白进行性下降（多小于90g/L以下）。综合上述资料，尤其是诊断性腹穿可诊断肝癌破裂出血。

（五）治疗

1.紧急处理 绝对卧床休息，限制活动，腹带加压包扎，密切监测血压、脉搏、呼吸、心率、意识、神志及尿量等情况。

2.抗休克 出血量不多者可补充晶体液，出血量较大者在配血的同时，立即输入右旋糖酐、代血浆、0.9%氯化钠或糖盐等液体，以维持血压12 kPa、尿量＞25ml/h、中心静脉压0.588～0.98 kPa为佳。

3. 止血药 可给予如氨甲苯酸（止血芳酸）、维生素K、巴曲酶（立止血）等治疗；还可试用去甲肾上腺素8～10mg加入生理盐水100ml中腹腔内注射。

4. 手术治疗 对于出血量大、一般情况良好、年龄60岁以下、轻中度休克、肝功能代偿尚可、肝功能Child分级B级以上及无远处转移的肝癌破裂出血者，在家属充分知情和有强烈意愿的情况下可考虑手术止血治疗。手术的方法有：①肝切除术：虽然既能止血又可切除病灶，但大部分患者难以切除，手术的死亡率达25%～50%；②肝动脉结扎术：止血有效率达90%以上，但手术死亡率也较高；③无水酒精瘤内注射：止血有效率达85%左右；④微波凝固止血或冷冻止血：对大量渗血及小血管出血效果好；⑤经皮肝动脉插管栓塞止血：对于年龄较大、不能耐受手术及肝肾功能差者可试用，止血效果确切，但有发生肝功能衰竭的可能。

第十章
原发性肝癌几种特殊症状的治疗

第一节　肝癌性疼痛

（一）原因

疼痛是肝癌的最主要症状，尤其是到了晚期，大多数患者均要遭受疼痛甚至剧烈疼痛的折磨，往往成为患者恐惧和影响尊严的重要因素。引起肝癌疼痛的原因较复杂，如：（1）肝癌肿块增大过快，肝包膜压力过大或癌细胞侵犯了肝包膜，由于肝包膜有丰富的神经末梢，故引起疼痛；（2）肝癌引起肝包膜下出血或癌细胞向周围组织器官浸润、转移如骨转移、肺转移、Budd-Chiari综合征（肝静脉癌栓栓塞）等引起疼痛；（3）肝癌晚期出现的顽固性腹水、黄疸、腹腔感染等引起腹胀性疼痛；（4）肝癌手术、放疗、化疗等损伤神经引起疼痛；（5）肝癌晚期并发如口腔溃疡、泌尿系感染、便秘等也可引起疼痛；（6）非癌症的其他疼痛如关节炎、末梢神经炎、消化性溃疡、胃肠痉挛以及医源性诊断性或治疗性损伤等引起的疼痛。

（二）疼痛分度

对中晚期肝癌疼痛可分为三度：（1）轻度疼痛（Ⅰ级）：疼痛较轻，主要表现为右上腹、中上腹、右肋下等处疼痛，痛可耐受，一般不影响睡眠；（2）中度疼痛（Ⅱ级）：主要表现为肝区或其他处的疼痛较明显，有时可忍受，疼痛不影响睡眠；（3）重度疼痛（Ⅲ级）：患者主诉疼痛剧烈，不能忍受，可伴面色苍白、肢冷、出冷汗等。

（三）止痛原则

根据1984年世界卫生组织（WHO）批准并倡导使用“三阶梯止痛疗法”原则，并结合临床实践，当出现癌痛时，可参照以下原则：（1）口服给药。（2）按阶梯用药。即先用非吗啡类止痛剂±辅助药；如疼痛不缓解， 再予弱吗啡类止痛剂±非吗啡类止痛剂±辅助药；如疼痛仍不缓解，最后用强吗啡类止痛剂±非吗啡类止痛剂±辅助药。（3）按时给药。（4）个体化用药。（5）结合心理辅导和中医中药。实践证明，通过合理、有序、定时的治疗，能避免或减少麻醉性止痛药物的副作用和成瘾性，大约95%以上的患者其疼痛均可得到有效缓解。

（四）西药治疗

1.用于轻度肝癌痛的药物　包括：非甾体类消炎止痛药：此类药物能选择性抑制前列腺素E_2的合成，并通过改变非甾体类药物的化学结构或采用缓释和控释技术以减少副作用，延长镇痛效果。目前常用的代表性药物有：①水杨酸类：如阿司匹林片，250～500mg，每4～6小时1次。不良反应有胃肠道反应、血小板功能障碍以及过敏等。②苯胺类：对乙酰氨基酚（扑热息痛），每次300～600mg，每日3次，口服。大剂量可引起肝、肾毒性等。③吲哚基类：吲哚美辛（消炎痛），每次25mg，每日3次，饭后口服。本品对胃肠道有刺激性，有胃病和化疗后慎用；吲哚美辛栓剂，每次50～100mg，每日3～4次，定时给药。④芳基丙酸类：

布洛芬（芬必得），每次200～400mg，每4～6小时1次，口服。不良反应如恶心、上腹部不适等，长时间应用可引起出血，偶见头晕、耳鸣等。有哮喘、消化性溃疡及胃出血等禁用；萘普生（消痛灵）：首次500mg，以后每次250mg。有消化性溃疡、胃出血、凝血功能障碍、心肝肾功能减退等禁用或慎用；洛芬待因（布洛芬可待因）：该药每片含布洛芬200mg、磷酸可待因12.5mg，镇痛作用较强。用法：首次2片，以后每4～6小时服1片。⑤芳基乙酸类：双氯酚酸（双氯灭痛、扶他林）：解热、镇痛、抗炎作用强于吲哚美辛。用法：每次50mg，每日3次。有胃肠道反应。⑥烯醇类：美洛昔康：每次25mg，每日3次。有轻度胃肠道反应；氯诺昔康：每次25mg，每日1～2次。轻度胃肠道反应。⑦吡唑酮类：如保泰松，每次0.1～0.2g，每日3次；或非普拉宗，该药效为保泰松的10倍。每次0.1～0.2g，每日3次。⑧其他类：痛力克（酮醋酸氨基丁三醇）：作用较强。每次10～20mg，每日3～4次。肝肾功能不良及老年患者应适当减量；塞来昔布：每次200mg，每日2次。轻度胃肠反应；此外，还有植物类止痛药：如颅痛定（延胡索乙素）、高乌甲素、丹皮酚等也可选用。

2.用于中度肝癌痛的药物 常用的药物有：（1）可待因：它通过体内转变为吗啡而发挥作用。镇痛作用为吗啡的1/12，欣快感、成瘾性及对呼吸抑制弱。每次30～120mg，每4小时一次；或酒石酸二氢可待因控释片（商品名：克因）：每次60～120mg，每12小时1次，不良反应轻微。（2）盐酸曲马多控释片（商品名：奇曼丁）：该药可用于中度及重度疼痛。口服首次剂量为50mg，以后逐渐增加至疼痛缓解。注意每次间隔不得少于8小时，每日最大用量不超过400mg。进食时服用，服药后避免剧烈运动。肝肾功能不全及老年人酌情减量。（3）路盖克：具有强效镇痛、镇咳和不良反应少等特点。每次1～2片，每6小时一次口服。每日最大剂量不超过8片。（4）达宁：乃奈磺酸右丙氧酚50mg与对乙酰氨基酚250mg复方制剂。每次2片，每日3次，口服。

3.用于重度肝癌痛的药物　（1）吗啡类：本品有较强的镇痛、镇静和镇咳作用。用法：盐酸吗啡注射液：每次5～15mg，皮下注射；口服剂：每次5～15mg，口服。每日总量15～60mg；硫酸吗啡缓释片（美菲康）和盐酸吗啡控释片（美施康定）：每次10～20mg，每12小时整片吞服，视镇痛效果调整剂量。本品副作用较多见，如抑制呼吸、缩小瞳孔、直立性低血压、尿潴留等，并且，连续多次应用可产生耐药性和成瘾性，因此，应引起重视，不宜滥用。（2）哌替啶（度冷丁）：盐酸哌替啶注射液：其药力为吗啡的1/10～1/8，维持时间短于吗啡，对中枢神经有毒性作用，国外已少用，但国内却广泛应用。每次25～100mg，皮下或肌内注射，每日100～400mg。

（五）辅助药物

1.抗抑郁药　具有改善患者情绪、心情和睡眠及辅助增加止痛效果等作用。主要选用三环类抗抑郁药：如阿米替林：初始剂量每晚10～25mg，每日量约30～100mg，可达到较好效果；去甲替林：每日30～40mg，分2～3次服。

2.抗惊厥药　如卡马西平、苯妥英钠等抗惊厥药有辅助止痛作用，但副作用较常见；加巴喷丁，初次剂量每次300mg（老人100mg），每日睡前服用，每3～7天增量一次，总量每日可达900～1200mg。不良反应较少见。

3.兴奋性氨基酸受体拮抗剂　本品能提高吗啡和难治性疼痛的止痛效果。常用的药物如氯胺酮、金刚烷胺、右美沙芬等。

4.α_2-肾上腺素能受体激动药　如可乐定与局麻药、阿片类药等合用，对急慢性疼痛有协同作用。

5.糖皮质激素　主要用于癌症转移至中枢神经系统受损所致的疼痛，如脑水肿、癌细胞侵犯脑脊膜、脊神经根受压等。糖皮质激素与阿片类止痛药合用治疗效果良好。

（六）经验介绍

1.芬太尼透皮贴　取芬太尼透皮贴将粘面均匀贴在洁净干爽皮肤上，一般贴于胸前或上臂平坦部位，用手按压约30s使贴膜与皮肤完全吻合，无气泡和无皱褶，按时更换。

2.中药穴位注射　取香丹注射液、柴胡注射液、黄芪注射液等任一种，按内关穴1ml，双侧足三里、阳陵泉、曲池各2～4ml，交替注射。

3.镇痛散外敷　由乳香、没药、细辛、血竭、田三七、生川乌、生马钱子、鳖甲、大黄、山慈菇、防己11味药组成，按其比例，研成粉末，每包50克，储存备用。患者疼痛时用麻油调成糊状，均匀涂于敷料上，厚约0.2～0.3cm，大小10cm×15cm或周径略大于肝区，敷于肿块上或疼痛局部，每12小时更换1次。

4.仙人掌与冰片外敷　新鲜仙人掌2片，去刺皮，洗净与适量冰片共捣如泥状，外敷肝区疼痛部位。需时即敷。

5.活血止痛膏外敷　药物：冰片20克，白芷20克，芥子20克，透骨草20克，肉桂9克，淫羊藿9克，皂角刺12克，了哥王15克，徐长卿15克，血竭10克，水红花子6克，全蝎15克，蟾蜍15克，斑蝥6克，土鳖虫6克，蜈蚣2条，马钱子3克，雄黄花10克，硫磺9克，白矾9克，半枝莲30克，漏芦25克，宽筋藤25克，白及10克，五倍子15克，生牡蛎15克，生龙骨15克，芒硝10克，夏枯草15

克，海藻30克，昆布30克，木香9克，王不留行10克，鳖甲15克，天花粉20克。制膏方法：将上药研成粉末，与食醋、甘油调和成膏，厚约1.5cm。用法：覆盖于肝癌皮肤映射区及肝俞区，持续24小时，每日1次。

第二节　肝癌性腹水

原发性肝癌引起腹水尤其是在晚期非常多见，腹胀如臌，也是较为痛苦和严重影响患者生活质量的大问题，伴有中毒性臌肠者经常会让患者痛不欲生，欲死不能。因此，如何控制肝癌性腹水的发展及消除其症状非常重要。

一、原因

肝癌性腹水形成的原因主要有：（1）肝癌细胞转移至腹膜上，引起含有较多量蛋白的液体渗入腹膜腔；（2）肝癌细胞的肝内转移和癌细胞阻塞门静脉导致门静脉高压；（3）肝癌侵蚀破坏肝细胞使肝功能减退，白蛋白合成不足；（4）许多肝癌合并有肝硬化，使肝功能失代偿；（5）肝癌患者抵抗力下降，易于发生腹腔感染。

二、诊断及分度

1.肝癌性腹水的确定　一般早期肝癌很少出现腹水，除非合并肝硬化，症状也不明显；随着腹水的增多，会有腹胀、腹部膨隆，尿量减少，体重增加。查体腹围增大，腹部叩诊出现移动性浊音或腹水征阳性；B超可见不同程度的液性暗区；腹腔穿刺可见血性腹水或透明黄色液体。

2.腹水的分度　确定腹水的多少，可通过临床和B超等检查确定。只要移动性浊音阳性，提示用腹腔内游离腹水至少在1000ml以上；如果腹水量很少，移动性浊音阴性，可让患者取肘膝位，使脐部处于最低位，再叩诊脐部，如出现明显浊音，提示可能有腹水，量约150ml以上。以B超影像学检查腹水的有无较为可靠，一般可分为三度：（1）轻度：仅在盆腔出现液性暗区；（2）中度：肝肾间隙出现液性暗区；（3）重度：肝前出现液性暗区。

三、并发症

肝癌患者出现腹水后较易发生如下并发症：（1）自发性细菌性腹膜炎：较为常见，约半数可出现发热，伴腹痛、腹胀、精神差等改变；腹水量迅速增加，经利尿剂治疗效果不明显；查体腹部可有压痛，但腹肌紧张和反跳痛常不明显。腹水检查示PMN计数＞250/μl，腹水细菌培养部分呈阳性；（2）胸腔积液：多发生于肝癌并顽固性腹水者，原因是大量腹水使腹内压升高，导致右侧膜性横隔先天性薄弱部位破裂，因而腹水涌入胸腔；可出现双侧，但以右侧多见。起病多缓慢，偶有大量胸水，而无腹水者。表现为胸闷、呼吸困难等；（3）腹壁疝：包括腹股沟疝和脐疝，主要见于大量腹水者。

四、治疗

1.消除诱因　如限制高钠饮食、避免过多活动、控制大量液体摄入和输液过多、控制感染等。

2.利尿剂　选择螺内酯与呋噻米联用，二者比例以100：40为宜，可较大限度避免水电解质紊乱。用量可根据尿量、尿排钠量和体重等变化进行调整，每日体重下降以不超过0.5kg为宜，否则，可能引起血容量下降。对有肝性脑病、血清钠＜120mmol/L或血清肌酐＞180μmol/L的患者应暂停用利尿剂。

3.补充白蛋白或新鲜血浆　血浆白蛋白太低致血胶体渗透压下降，是引起腹水消退的重要因素。因此，应根据患者血浆白蛋白水平酌情补充之，最好能补充到血浆白蛋白的正常值下限（35g/L），确因经济原因，也至少应将白蛋白水平补至30g/L以上。

4.腹水浓缩回输术和放腹水　对顽固性的肝癌腹水可采取腹水浓缩回输术，能一次性将大量的腹水超滤回输，效果肯定，安全性较好。笔者采用腹水超滤回输术治疗原发性肝癌及转移性肝癌等引起的顽固性大量腹水100多例，最多一次超滤腹水13 000ml，不良反应较少见；如无条件进行腹水超滤者，也可在输白蛋白或血浆的情况下，放腹水。在放腹水时要注意：一是不能放太快，要边放边压腹部，术后用腹带包扎4～6小时；二是补充白蛋白或血浆，一般每放腹水1000ml，应补充白蛋白10g；同时，酌情补充钠盐和水分。

5.腹腔内化疗　据有学者用化学药物治疗肝癌伴腹水的经验：对有大量或中量腹水，应尽量排放腹水再注入稀释后的化学药物，可任选一种如5-氟脲嘧啶（5-Fu）750～1000mg/次，顺铂（DDP）40～100mg/次，卡铂200～500mg/次，丝裂霉素

8～10mg/次等。术后0.5小时内可每10分钟变换体位一次，使药物均匀在腹腔内分布，有利于药物吸收；少量腹水者也应排除腹水，无法排除者可向腹腔注入生理盐水1000～1500ml，再将稀释的药物注入腹腔，不然，会引起腹壁及肠管组织坏死。由于本项治疗有一定的毒副作用，部分癌症患者体质虚弱而难以承受，故应告知患者及让患者理解。

第三节　癌性发热

原发性肝癌出现发热者并不少见，大约2/3的患者在病程的进展中均可出现，引起发热的原因可分为二类，即感染性发热和非感染性发热，前者与感染因素有关，应用抗感染的药物治疗有效；而后者的发热是由恶性肿瘤本身引起的、非感染性的，故又称肿瘤热、癌性发热，此类患者应用抗生素无效，在临床容易出现误诊和误治。

一、发生机制

癌性发热的原因较复杂，可能与许多因素有关：（1）肝癌迅速生长增大，癌肿中心区供血供氧及营养不足，以致坏死，组织分解毒素吸收引起吸收热；（2）癌肿细胞本身产生内源性致热源；（3）肿瘤组织坏死释放肿瘤坏死因子，诱导产生白细胞介素–1、白细胞介素–6等内生性致热源，直接作用于体温中枢致发热；（4）肿瘤细胞释放的抗原物质刺激机体的免疫系统，形成抗原抗体复合物，并产生白细胞介素–1等介子，从而引起发热；

（5）肝癌浸润扩散使肝功能下降，使致热源代谢障碍；（6）肿瘤细胞全身扩散，类固醇致热源被游离，激活了中性粒细胞、单核细胞而引起发热。

二、临床表现

肝癌的癌性发热大部分发生在肝癌的晚期，以低热多见，极个别可出现高热，发热无规律，多见为不规则热和弛张热；中毒症状常不明显，即发热前无明显畏寒及寒战，食欲减退多不明显，应用抗感染性药物多不能控制，而应用非甾体类消炎止痛药如吲哚美辛等有效。当肿瘤手术切除、伽玛刀等治疗后发热可消退。

三、诊断

目前仍无统一的标准，有学者提出诊断标准为：（1）体温每日最少1次超过38.7℃；（2）发热时间持续超过2周；（3）体检、实验室及影像学检查无急性感染论据；（4）缺乏过敏反应机制；（5）抗菌药物合理治疗至少7天未能退热；（6）诊断性治疗。如萘普生：每次375mg，每12小时1次，连续3次；或吲哚美辛：50～100mg/次，2～3次/d；或阿司匹林：每次0.25～0.5g，每日2～3次。如发热完全消退并可维持正常，强烈提示为癌性发热。

四、鉴别诊断

1. **感染性发热** 该类病由细菌、真菌、病毒、原虫等引起，中毒症状明显，可出现血压降低和休克，外周血白细胞常明显升高，内毒素及C反应蛋白测定常阳性，微生物学检查阳性，抗菌药物治疗有效，而癌性发热却与此相反，并且，用萘普生治疗有效。

2.药物热　许多药物如青霉素、头孢菌素、氨基糖苷类等均可引起发热，其特点为：在经抗生素治疗感染得到控制、体温降至正常后又出现发热，继用抗生素药后体温不降反而更高，不能以原感染解释，也无其他继发感染的证据。患者一般情况尚可，可伴过敏反应如皮疹等，停药后体温可数日内迅速下降或消退。

3.输液反应　是在输液（包括输血）过程中及输血2小时内发生的畏冷、寒战、发热（多为高热）等表现，停止输液，并用激素、抗组织胺药或肾上腺素等治疗后症状很快控制，发热时间持续不长。

4.放射性肺炎　肝癌伴肺转移在放疗照射肿块过程中及术后可出现低热，多为不规则发热，偶可高热，但同时有咳嗽、胸痛、气急等表现，多为非感染性发热。

五、治疗

1.一般治疗　如仔细查找引起发热的原因，并尽力消除之；饮食上宜清淡、富有多种维生素、微量元素等营养物质。

2.物理降温　可选用如：（1）温水擦浴：如用32～34℃的温水擦浴腋窝、腹股沟、腘窝等血管丰富处，背部及四肢也可擦。注意不要让患者受冷；（2）30%～50%酒精擦浴：如擦腋窝、腹股沟、腘窝等处，一般擦20分钟左右，禁擦腹部、胸前区、后颈部；（3）冰水降温：如高热不退，可用冰袋，即取冰块装入袋中冷敷前额及头部，或体表大血管处，每次15分钟左右；也可头部用冰帽降温。

3.应用非甾体类解热镇痛药　（1）阿司匹林：对伴无汗、全身疼痛者尤佳。用法：每次0.3～0.6g。对多汗、有消化性溃汤者慎用；（2）扑热息痛：作用与阿司匹林相似。每次0.25～0.5g；（3）安乃近：用于高热不退伴无汗者。每次口服0.25g，或0.25～0.5g，深部肌内注射。不良反应多见，个别过敏可引起休克；（4）消炎痛栓：可用于癌性发热，伴疼痛者肛门塞入。

4.激素类药物　对经物理降温及非甾体类药物治疗无效者，可用氢化可的松，每次100～200mg，加入生理盐水或葡萄糖注射液500ml中静滴；或强的松15mg口服。但注意继发感染。

第十一章 原发性肝癌的饮食调养

第一节　原发性肝癌的食疗原则与忌口问题

一、食疗原则

1.伴发其他病症时的饮食　由于肝癌常伴肝硬化、门脉高压症，因此，应选择细软、易消化、无刺激性的流质或半流质食物；补充足量的维生素C、维生素B、维生素K以及多种微量元素；热量要充足，可选食蜂蜜、巧克力糖、酸牛奶等。

2.各期肝癌的饮食　在肝癌的早、中期，应供应尽可能多的蛋白质，但在病情晚期尤其有肝昏迷征象时，应严格限制蛋白质的摄入；对有黄疸者，应减少脂肪的摄入；出现腹水者应适当限制水和盐的摄入；腹胀者应减少产气食物的摄入如番薯、土豆和红薯等，可选用冬瓜、西瓜、赤小豆、山药、生薏苡仁、金橘和鲫鱼等食物。

3.具有利湿、活血和软坚化结的食物　平常可酌情选用具有利湿消肿、活血通络和软坚化结的食物如胡萝卜、菠菜、大白菜、竹笋、藕、丝瓜、冬瓜、马兰头、甲鱼、带鱼、水鸭、海带、海蜇、紫菜、香菇、木耳、大蒜、鸡蛋、山楂、桃子、杏、杨梅、柚子和食醋等。

4.抗癌食物　酌情选食可能具有抗癌作用的食物如香菇、

蘑菇、木耳、猴头菇、猕猴桃、薏苡仁、牡蛎、大蒜、茶叶等；具有抑制和杀灭癌细胞的中药如莪术、鸡血藤、五加皮、赤芍、红花、三棱、地鳖虫、斑蝥、川芎、水蛭、当归、天南星等。

二、忌口问题

1.忌酒类　如白酒、红酒、黄酒、啤酒等可加重肝损害，并有致肝癌、乳腺癌等作用。

2.忌食物太咸　太咸食物易引起体内水钠潴留，加速肝腹水的出现；另外，太咸食物也易引起胃癌、食管癌、膀胱癌等发生。

3.忌吃发霉食物　如霉变的花生、黄豆、玉米等含有大量黄曲霉毒素，后者是一种强烈的致癌物质，也可引起肝癌术后复发。

4.忌吃焦化及熏烤油炸食品　这是因为蛋白质在高温下烧焦可使蛋白质变性而致癌；煤炭熏烤食物中含焦油、苯并芘、酚类混合物等多种致癌性很强的食物，可使原有病情加重。

5.忌吃农药残留的食物　因为农药中含有致癌物质。

6.长期应禁忌的食物　忌大量长期进食如罐头食品、酸榨菜、腌菜等含有防腐剂、亚硝酸盐等易致癌的食物。

7.慎食　少吃如狗肉、公鸡、羊肉、虾、蟹、螺、蚌肉、母猪肉、辣椒等民间认为的“发物”。伴肝硬化者少食硬果类和带刺的食物如带刺鱼、花生、核桃、鸡骨和排骨等；伴消化道出血者应禁食。

第二节　原发性肝癌患者辨证选食疗方

一、肝郁脾虚证

主证：肝区胀痛，情绪低落时尤为明显，纳呆，腹胀，嗳气少言，舌淡苔白，脉弦弱。

治则：疏肝，理气，健脾。

1.佛手鳖甲苡麦粥《食物药效方1000例》

原料：佛手9克，鳖甲15克，薏苡仁 30克，麦角肉30克，蜂蜜适量。

做法：将佛手、鳖甲共入锅中加水煎汁，取汁再与薏苡仁、麦角肉共煮成粥，调入蜂蜜适量，分1～2次食用。每日1剂，以2～3月为1疗程。

功效：鳖甲，功能滋阴潜阳，软坚化结，抗肝纤维化；麦角肉，有抗癌作用；薏苡仁，既能清热利湿，也能抗癌。现代药理研究证实，薏苡仁中含薏苡仁脂、薏苡仁内脂等成分，具有抗肿瘤和增强机体免疫功能的作用，对肝癌、胃癌和食管癌等多种癌均有一定的疗效；佛手能舒肝理气。诸药合用，疏肝理气，抗癌散结。

2.玫瑰茉莉抗癌茶《中华临床药膳食疗学》

原料：玫瑰花瓣10克，茉莉花5克， 云南抗癌保健茶10克。

做法：将前二味与茶同置大杯中，用沸水冲泡代茶饮，频服。每日1剂，以3个月为1疗程。

功效：玫瑰花，能理气解郁，舒肝健脾，散瘀止痛；茉莉花，能理气止痛。据研究茶叶中含多酚类、维生素C、维生素E及硒和锌等微量元素，其提取物有明显的抗癌作用，而且饮起来气味芳香，舒心醒脑；云南抗癌茶中含有云南大叶绿茶和绞股蓝，具有清热解毒，活血散结，扶正抗癌之功效。三味同用，共奏疏肝解郁，扶正抗癌之功。

3.八月札蜜膏（经验方）

原料：八月札300克，红糖50克，白蜜适量。

做法：八月札洗净，加水浸透，煎煮，取汁再加水煎汁，连续3次。煎液合并加红糖煮至稠，加蜂蜜1倍，至沸后冷却装瓶备用；每次1～2汤匙，开水冲服，每日3次，以3个月为1疗程。

功效：八月札，具有理气活血，疏肝健脾，杀虫解毒之功效。民间常用于治疗肝脾大、月经痛、肝胃气痛等，对肝癌也有效；加红糖舒缓肝气；白蜜补中益气。三者同用，以达到舒肝理气，活血止痛之目的。

4.参芪香甲汤冲蟾蜍皮粉《常见病症的辨证与食疗》

原料：党参、黄芪、香附各9克，炙鳖甲15克，蟾蜍粉0.6～1.0克，黄酒适量。

做法：前4味药加水适量煎汤，取汤冲蟾蜍皮粉，以黄酒调服。每日1剂，以2个月为1疗程。

功效：党参、黄芪，均能健脾益气，增强机体免疫力；香附，理气解郁，调经止痛。据研究香附能提高痛阈，因而有止痛作用；炙鳖甲，善于通经血络，破瘀散结，治疗肝脾肿大。据研究鳖甲有抗肝纤维化，提高血白蛋白的作用；蟾蜍，功能攻毒散结，化瘀消肿。现代药理研究证明：蟾蜍中含华蟾毒素等成分，对肝癌细胞有明显的抑制作用。安徽肝癌协作组应用华蟾素治疗原发性肝癌收到显著的疗效；此外，它还有抗乙肝、镇静和消炎的功效；黄酒能矫味，活血通经，助其药势。六味相合，健脾益气，散结抗癌。

注意事项：蟾蜍有毒，剂量不宜过大。

5.茯苓陈皮蒸桂鱼

原料：茯苓30克，桂鱼250～500克，陈皮10克。

做法：桂鱼去鳞、腮及肠脏，与茯苓、陈皮、调料同蒸至熟烂即可。吃鱼喝汤。

功效：茯苓，性味甘、淡、平。功能健脾补中，利水渗湿，宁心安神。陈皮，味苦温，功能芳香醒脾，降逆止呕。桂鱼，营养丰富，健脾消肿。诸味同用，健脾利湿，疏肝理气，益气补血。

6.山药扁豆粥

原料：山药20克，白术20克，扁豆100克，粳米30克。

做法：山药、白术切片，扁豆煮半熟加入粳米、山药、白术同煮成粥。每日2次，早、晚餐食用。

功效：山药，既补脾气，又益脾阴；白术，补气健脾，燥湿利水；扁豆，健脾消食。粳米益气补中。诸味合用，健脾化湿。对晚期肝癌证属脾虚、泄泻者更佳。

二、瘀毒内阻证

主证：右上腹硬块，质地硬有刺痛，压痛明显，面色黧黑，或见发热，舌暗有瘀点，苔白厚或薄黄，脉弦沉。

治则：化瘀解毒。

1.斑蝥煮鸡蛋（民间方）

原料：斑蝥1～2只（去头、足、翅），鲜鸡蛋1个。

做法：将鸡蛋顶端开一小孔，塞入斑蝥，用纸封口，隔水蒸热，去斑蝥，吃蛋。宜饭后食，每日或隔日1个。连服5次。休息5天后再食。3个月为1疗程。

功效：斑蝥，性味辛寒，有大毒。功能破血散结，攻积消肿块。现代药理研究发现，斑蝥中含斑蝥素成分，能抑制癌细胞蛋白质、DNA和RNA的合成，从而抑制癌细胞的生长和分裂。应用斑蝥素和甲基斑蝥素治疗原发性肝癌的报道很多且疗效肯定。据有人统计应用它治疗原发性肝癌800例，总有效率为45%～60%。但口服的胃肠毒性较大；加鸡蛋，既能清热解毒，益气养血，又可缓解斑蝥之毒性。二者同用，以达清解毒邪，扶正抗癌之功。

注意：斑蝥有毒，切勿过量以免中毒。同时，多饮绿茶，助其解毒。

2.加味鳖甲饮《常见病症的辨证与食疗》

原料：草河车30克，白花蛇舌草30克，半枝莲15克，鳖甲30克，桃仁9克，红花6克，白糖适量。

做法：前六味药，加水适量煎汤去渣，取汁与白糖同调味，每日1剂，以2～3月为1疗程。

功效：白花蛇舌草，甘寒微苦。能清热解毒，清利湿热，抗癌消肿。据体外试验，白花蛇舌草对多种肿瘤细胞均有明显的抑制作用，并具有增强机体免疫力、镇痛、镇静、催眠等功效。临床用于治疗肝癌、胃癌和慢性乙型肝炎病毒转阴等均有一定的疗效；半枝莲，功能清热解毒，化瘀止血，利尿消肿。据药理研究半枝莲含生物碱、酚类等成分，对肝癌和肝硬化均有治疗作用。草河车亦有清热解毒，活血消肿的作用；鳖甲，是软坚化结，抗肝纤维化的主药；桃仁、红花活血化瘀。加白糖可益气，和中，调味。诸药同用，共奏清热解毒，拮抗癌肿之功。

3.蒸螃蟹（民间方）

原料：河蟹250克。

做法：河蟹洗净，加姜、葱末，隔水蒸熟透，以姜醋蘸食肉。每日1剂，以2～3月为1疗程。

功效：河蟹，性味咸寒。据研究河蟹中有甲壳素，具有清热散血，养筋益气和增强抗癌药物疗效的作用。《名医别录》记载它能："解结散血，愈漆疮，养筋益气"；《随息居饮食谱》也说："补骨髓，滋肝阴，充胃液，养筋活血，治疽愈核"；加姜和醋，可去腥味，减轻寒凉，助软坚化结之功。

4.蟾蜍酒（民间方）

原料：活蟾蜍5只，黄酒500克。

做法：黄酒煮沸，放入蟾蜍，以慢火蒸1小时，去蟾蜍取酒，冷存备用。每日3次，每次10～20ml，以2个月为1疗程。

功效：蟾蜍，辛平，有毒，功能解毒消肿，开窍醒神。据药理研究表明，蟾蜍中含华蟾毒素等成分，对实验性肝癌细胞有明显的抑制作用，并且还有强心、抗乙肝病毒和消炎等功效。据报道应用华蟾素治疗原发性肝癌69例，结果有效率达52.2%；黄酒能活血以行药势。

注意：蟾蜍切勿过量，防止中毒。

5.苦菜瘦肉汤

原料：苦菜、酢浆草各50克，猪瘦肉100克。

做法：苦菜、酢浆草洗净切碎入纱布袋中扎紧。猪瘦肉切块，加水适量同煮熟，调味，饮汤吃肉。

功效：苦菜，又名苦马菜、苦苣菜。含有胡萝卜素、维生素C及钙、磷、铁和多种微量元素。功能清热解毒，凉血降压；酢浆草，功能清热解毒。猪瘦肉，营养丰富，味道鲜美，健脾开胃，益气补中。本方尤适宜于肝癌伴身热、口干、厌食等症者，但对脾胃虚寒者不宜多吃。

6.藕汁炖鸡蛋

原料：鲜莲藕250克，鸡蛋1枚，冰糖适量。

做法：鲜莲藕洗净炸汁，加入鸡蛋搅匀，加入冰糖稍蒸熟即可。经常服食。

功效：莲藕，生用甘、寒；熟用甘、温。具有凉血，生血，解渴除烦，健脾开胃之功；鸡蛋，润燥除烦，息风止痛。二者合用，同奏止血、镇痛、散瘀之力。对肝癌伴出血者尤佳。

7.马齿苋卤鸡蛋

原料：马齿苋250克，鸡蛋2个。

做法：先用马齿苋洗净加水煮成马齿苋卤，取300ml汁与鸡蛋同煮熟。饮汤吃鸡蛋。

功效：马齿苋，又名马行草、长寿菜、太阳草。《滇南本草》说它："益气，清暑热，宽中下气，润肠，消积滞，杀虫，疗疮红肿疼痛。"鸡蛋，营养丰富，《随息居饮食谱》说它："补血安胎，润燥除烦，解毒息风，润下止逆"。二味同用，清热解毒，消肿去瘀，止痛除烦。尤其适宜于巨块型肝癌伴发热不退，口渴烦躁者。

8.橄榄烧鸡蛋

原料：橄榄5枚，鸡蛋1枚。

做法：先将橄榄煮熟后再加入鸡蛋同煮熟吃。每周3次。

功效：橄榄，又名青果，性味甘酸平，功能清热解毒，利咽生津，疏肝止痛；鸡蛋，润燥息风。二味合用，破血散瘀。适用于肝癌伴瘀痛、腹水者。

三、肝胆湿热证

主证：肝区疼痛，发热，肝脾肿大，烦躁，胸闷，腹胀，纳少，面色萎黄，口苦咽干，恶心，呕吐，尿赤便秘。或有眼黄肤黄，舌红苔黄腻，脉弦滑数。

治宜：清热利湿，解毒散结。

1.双半薏苡仁粥（经验方）

原料：半枝莲30克，半边莲30克，薏苡仁30～50克，白糖适量。

做法：前二味加水煎汁，去渣；薏苡仁先浸透心，加入药中煮成稀粥，白糖调味，每日1剂，以2个月为1疗程。

功效：半枝莲，具有清热解毒，利水消肿和抗菌抗癌之功效；半边莲，凉血解毒，利水消肿，并有明显的利胆和抗菌之功效，也是治疗慢性乙肝病毒阴转和抗癌的常用药物；薏苡仁，功能健脾除湿，清热消肿。据研究薏苡仁中含有抗癌成分——薏苡仁脂和薏苡仁内脂等，对多种癌细胞均有明显的抑制作用，因而有“广谱抗癌食品”之称；加白糖调胃和中。三者同用，清热利湿，解毒消肿，抗毒抗癌。

2.马鞭草蒸猪肝《饮食疗法》

原料：鲜马鞭草60克（干品30克）， 猪肝100～150克。

做法：将马鞭草洗净，切成小段； 猪肝切成片。两者混匀后用瓦碟载之，隔水蒸熟，油盐调味服食。每日1剂，以2个月为1疗程。

功效：马鞭草，味苦性微寒， 能利水消肿，清热解毒，破血通经。《本草拾遗》记载它：“主征癖血瘕”、“破血”；猪肝，营养丰富，补肝扶正。二者合用，清热解毒，破血消肿。

3.鸡骨草煲田螺（民间方）

原料：鸡骨草30克，田螺250～500克。

做法：先用清水养田螺24～48小时，多次换水去除污泥。切田螺尾，洗净再与鸡骨草一起煲汤，调味饮汤吃螺肉。每周2～3次。

功效：鸡骨草，性味甘淡，微寒。功能清热利湿，舒肝止痛，护肝降酶退黄疸；田螺，性味甘寒。含有蛋白质、脂肪、糖、无机盐、烟酸和多种维生素等营养物质。功能清热利水，清暑解渴，治黄疸。《本草拾遗》说它："煮食之，利大小便，去腹中积热，目下黄，脚气上冲，小腹结硬，小便赤涩，脚手浮肿"。二者合用，清热止痛，利胆退黄，利尿消肿。

4.金钱草败酱茵陈茶《中华临床药膳食疗学》

原料：金钱草60克，茵陈30克，败酱草20克，白糖适量。每日1剂，以2～3月为1疗程。

做法：前三味加水煎汁，二大碗（约1000ml），加白糖代茶常服，连用3～4周。

功效：金钱草，功能清热通淋，解毒消肿，利胆退黄；茵陈，清热祛湿，消退黄疸；败酱草，清热解毒，活血散瘀；这三味药均为治疗肝胆湿热的常用药物。药理实验也证明，它们有保护肝细胞、利胆、消炎和利尿功能；用白糖之甘甜，矫其苦味。四味相合，清热解毒，利湿退黄，散瘀消肿。此方尤适用于原发性肝癌伴湿热黄疸者食用。

5.大黄茶（经验方）

原料：大黄20～50克。

做法：大黄置于大杯中用温水稍洗，冲入沸水加盖，待凉后分1～2次饮用，代茶饮。每日1剂，以20天为1疗程。

功效：大黄，擅长清热解毒，行瘀通经，凉血止血，利胆退黄。现代医学研究证实：大黄中含有大黄酸、大黄素等成分，具有抗癌作用，可能与其能抑制癌细胞的呼吸、氧化脱氢酶以及DNA的生物合成有关。临床治疗肝癌多用复方制剂，除能增强抗癌之功外，尚能减少副作用；此外，大黄还有抗菌、护肝、利胆、消炎等功效。

注意：大黄生用导泻功力强，剂量宜从小逐步加大。

6.翠衣番茄豆腐汤

原料：西瓜翠衣100克，番茄50克，豆腐50克。

做法：先将西瓜翠衣、番茄和豆腐切成细丝，按常法做成菜汤，经常饮用。

功效：西瓜，清热解暑，利尿祛湿；番茄，清热解毒，健胃消食；豆腐，清热除烦，补充营养。诸味合用，健脾消食，清热解毒，利尿祛湿。但虚寒体弱不宜多吃。

7.蓟菜鲫鱼汤

原料：蓟菜150克，鲫鱼1条。

做法：蓟菜洗净，鲫鱼去鳞、腮及肠脏。二者同煮汤，加入调料即成。常食。

功效：蓟菜，功能清热散瘀；鲫鱼，利尿祛湿。但脾胃虚寒、无瘀滞者忌服。

8.弥猴桃根炖肉

原料：鲜弥猴桃根50克，猪瘦肉100克。

做法：弥猴桃根洗净切块，与猪瘦肉同炖熟，吃肉饮汤。常食。

功效：弥猴桃根，清热解毒，祛湿散血；猪瘦肉，补充蛋白质及多种微量元素，并有润燥除烦开胃之功。二者合用，同奏清热解毒，利湿活血之功。

9.芡实炖猪肉

原料：芡实30克，猪瘦肉100克。

做法：二味同放入砂锅中加水适量炖熟，吃肉喝汤。常食。

功效：芡实，性味甘涩平。功能补脾止泄，固涩止精，利水渗湿；猪瘦肉，补中益气，润燥除烦。对肝癌伴小便不利、腹水者有用。

四、气血两虚证

主证：肝大明显，腹胀如臌，精神萎糜，少食懒言，疲乏肢困，面色晦暗，尿少便溏，舌红少苔或光剥有裂纹，脉弦数或细涩而弱。多见于肝癌晚期全身衰竭者。

治则：益气养血，扶正补虚抗癌。

1.鲜猕猴桃根汤（民间方）

原料：鲜猕猴桃根100克，大枣10枚。

做法：猕猴桃根洗净切成段，与大枣同煮，饮汤，隔日1次，以2个月为1疗程。

功效：猕猴桃根，具有清热利水，散瘀止血，解毒消肿之功效。民间常用于防治癌症。据研究猕猴桃根汁能防止亚硝胺等致癌物在人体内的生成，因而有防治癌症的作用；大枣，其维生素C含量相当丰富， 据分析每百克大枣中含维生素C380～600mg。中医认为它有养脾益胃，补五脏，治虚损，和百药之功效。常食大枣可增强体力，促进新成代谢和提高机体的免疫功能。二者同用，同奏益气养血，扶正抗癌之效。

2.冬虫夏草炖紫河车（民间方）

原料：冬虫夏草15克，鲜紫河车半具。

做法：先将紫河车洗净，切成块与冬虫夏草同放入盅内，隔水炖熟，调味服食。每日1剂，以2～3个月为1疗程。

功效：紫河草，具有大补气血，益精填髓之功。是民间治疗一切虚证的食疗佳品；冬虫夏草，长于益精气，补虚损，强肾壮阳，是一味名贵的滋补药材。据实验研究，冬虫夏草能提高机体的免疫力，并有护肝和促进肝脏合成蛋白质的作用。二药合用，共奏大补气血，扶正抗癌之功。

注意：热毒壅盛、邪毒内陷者不用。

3.绞股蓝茶（民间方）

原料：绞股蓝30～45克。

做法：绞股蓝洗净，煎汤代茶饮或用沸水冲泡代茶饮。每日1剂，以3个月为1疗程。

功效：绞股蓝，性味甘、苦、微寒。具有益气养血，消块散结，并能显著提高人体的免疫力，增强抗癌的能力；此外，还有降血压、抗衰老等作用。

4.人参大枣粥《食疗百味》

原料：人参6克，大枣5枚，粳米30克。

做法：人参切片，大枣去核，然后与粳米同放入锅内，加水适量同煮成粥。分次食用。每日1剂，以2～3月为1疗程。

功效：人参，大补气血，补虚救脱，益气生津，安神益智。据研究人参能增强机体免疫力和肝脏的解毒功能，刺激骨髓的造血功能以及兴奋垂体–肾上腺皮质系统的作用；加大枣、粳米均能补中益气，强身健体。诸味共奏补气补血之功。

5.黄芪枸杞蒸鳖

原料：黄芪20克，枸杞子20克，鳖1只。

做法：鳖去肠脏，与黄芪、枸杞子同蒸至熟烂，饮汤食肉。每周1次。

功效：黄芪，益气补中，利水消肿；枸杞子，滋肝肾，益精血，生津安神；鳖，又名水鱼、甲鱼、元鱼，含丰富的蛋白质、钙、磷、铁及多种维生素等。《随息居饮食谱》记载它："滋肝肾之阴，清虚劳之热。主脱肛，崩带，瘰疬，症瘕"。诸味同用，滋阴清热，散结凉血，抗癌强体。但不宜多吃。

6.百合饮

原料：鲜百合。

做法：取鲜百合洗净加水500ml，急火煮开3min后改文火煮30min，取汁饮用。

功效：百合，性味苦平，功效养阴润肺，清热安神。对肝癌伴口干、腹臌、失眠多梦、潮热盗汗、大便干结者可常食。但对肝癌伴脾虚便溏者忌服。

7.金花丝瓜饮

原料：金银花20克，老丝瓜50克。

做法：金银花、丝瓜洗净，加水1000ml，急火煮开3min改文火煮20min，滤渣取汁，分次饮服。

功效：金银花，功能清热解毒，杀虫抑癌；丝瓜，功能清热解毒，利尿通便，通络止痛。本方对肝癌伴伤阴津亏伴胁下刺痛、口干烦热者可多饮。

第十二章 原发性肝癌的转移与复发问题

第一节 原发性肝癌的转移问题

在临床中经常可以见到，一部分原发性肝癌患者在伽玛刀治疗前或治疗后出现转移性病灶，也是令医生或患者感到十分头痛和沮丧的问题。原发性肝癌之所以称之为“癌中之王”，主要的原因是肝癌细胞容易转移和复发。在肝癌细胞的周围有十分丰富的血窦环绕，肿瘤生长迅速极易侵袭包膜和血管，从而引起局部扩散和远处转移。据研究即使是小肝癌其血管内出现癌栓的可能性也达30%左右。

一、肝癌转移的途径

（一）肝内转移

原发性肝癌很容易出现肝内转移，侵犯门静脉及分支而形成癌栓，癌栓脱落随血流分散于肝内引起肝多发性转移癌灶，这也是原发性肝癌肝内扩散的最主要形式和肝内广泛转移的根源。如门静脉干支被癌栓阻塞后导致门静脉血液回流障碍致门静脉高压或加重门静脉高压，出现难以控制的顽固性腹水。然而，肝癌肝内播散应与多中心发生的肝癌相鉴别。肝癌肝内播散的定义：①病灶进展，具有门静脉癌栓；②靠近最大病灶周围的一组病灶，且距其越远，癌灶数量越少；③靠近最大病灶的孤立癌灶与主要病灶相比明显偏小，病理分级相似或分化更低。Tsuda多中心发生肝癌的诊断标准：①多发的高分化原发性肝癌；②早期肝癌与进行期原发性肝癌并存；③涉及分化与非典型增生方面，有明显不同的组织学分级。

（二）肝外转移

1.*肝静脉途径* 肝癌细胞侵犯肝静脉后即可进入体循环通过血液循环转移到肺、肾上腺、骨、肾及脑等处，其中以肺转移率最高。肝癌肺转移时表现为咳嗽、咳痰，或痰中带血，严重者出现呼吸困难，胸部X线或CT检查可证实；肝癌脑转移主要表现为头痛，伴有恶心和呕吐，转移癌压迫视神经会出现单侧眼失明；压迫椎体可引起对侧半身瘫痪等；此外，绝大多数肝癌是动脉供血，并有向门静脉和肝静脉内发展的趋势，在门静脉及肝静脉内形成癌栓。门静脉癌栓通过B超或CT检查可以发现；同时，由于肝癌组织内的动静脉比例失调及结构改变，可出现肝动-静脉瘘，后者可加速癌细胞在肝内及全身扩散。

2.*淋巴道转移* 肝的淋巴系统源于肝小叶间的组织间隙，肝淋巴集合管分为浅、深两系，浅系位于肝被膜结缔组织内形成淋巴管网，引流至胸骨旁、贲门旁淋巴结和腹腔淋巴结；深系淋巴管联合成上行干和下行干，上行干伴随肝静脉各级属支走行，汇入下腔静脉终末段周围的膈淋巴结；下行干伴随门静脉支走行，出第一肝门，汇入肝淋巴结。因此，肝外转移主要通过淋巴结转移至肝门淋巴结、上腹部淋巴结和腹膜后淋巴结。

3.*胆道转移* 肝癌合并胆道癌栓的发病率为1.3%～4.9%，而尸检发现率为10.1%～10.8%。临床上用于诊断胆道癌栓的影像学检查有超声波、CT、MRI、直接胆道造影和PTC等。

4.种植转移 一般发生在肝癌晚期，且癌灶位于肝脏表面，破坏了肝包膜，种植性转移于腹腔、横隔、盆腔等处，分别引起血性腹水、胸水，女性引起卵巢转移癌；此外，经皮肝穿刺活检和经皮肝穿刺酒精消融治疗等介入操作也可引起肝癌经针道种植性转移。

5.直接侵犯邻近器官 邻近肝被膜的肝癌癌结节可直接蔓延、浸润至邻近的组织器官，如膈、胃、结肠、胸腔等。但几率一般不高。

二、影响肝癌转移的因素

1.年龄 年龄小的肝癌患者易于发生转移，尤其30岁以下的肝癌患者转移较多，并且，易于广泛转移。

2.肝癌细胞的分化程度和侵袭性 分化程度越低的肝癌发生转移越早，无明显包膜或浸润性生长的肝癌比有完整包膜的肝癌发生转移早而快速。

3.是否伴有肝硬化 存在肝硬化者比无肝硬化者更易发生转移。有研究显示，肝癌伴肝硬化者转移率为60%，而无肝硬化者转移率为84%。

第二节 原发性肝癌的复发问题

原发性肝癌治疗中的难点之一是复发问题，即使是早期肝癌切除很干净也同样会复发。而肝癌的复发也并不是原先肝癌病灶的周边，而是原先认为是“正常肝组织”的地方又发生新肿瘤所致。

一、影响肝癌复发的因素

1.原发肝癌灶的病理特征及生物学行为　如肝癌的大小、癌旁有无卫星结节、有无包膜完整、是否存在门静脉癌栓、有无血管侵犯、是否存在肝内转移和癌细胞的分化程度及类型等。一般来说，肝癌较大、有卫星结节、无完整包膜、存在门静脉癌栓、肝内有转移灶以及分化较差者易于复发，预后较差。

2.残余肝脏病变情况　如肝功能代偿良好者复发率低于肝功能差者。

3.首次手术切除的范围　一般癌灶切除越干净，复发率越低。但应充分考虑患者术后的承受能力，一般以包膜外1～2cm为宜。

4.患者的免疫功能状况　免疫功能越强，则复发率越低。

5.围手术期输血有助于肝癌复发　机制是异体血液中的某些成分可非特异性抑制肝癌患者免疫功能，使机体抗肿瘤免疫能力下降，可造成术中残留癌细胞或多中心发生的肿瘤细胞生长加快。有报道，输血越多，术后复发时间越短。

6.术后综合治疗措施　目前治疗肝癌的复发仍强调多项措施并举或序贯式方法。

二、复发性肝癌的特点

肝癌复发是指肝癌根治切除或类似于切除术后又出现新的病灶。一般来说，肝癌复发具有某些特点：①肝癌的复发率很高。原因是肝癌患者生物特性恶性程度极高，5年的复发率几乎达100%；②术后2年是复发的高危险期。据有人统计的一组数据显示，肝癌术后半年内复发率为17.1%，1年复发率为41.5%，1年半的复发率达53.7%，2年内的复发率达73.2%；③复发性肝癌的病理类型及生物学特征基本一致；④肝癌复发灶绝大多数发生于残余肝内（与原癌灶邻近）。

三、复发性肝癌的早期诊断

肝癌易于复发提示诊断时不能大意。术后定期进行AFP和B超检查是早期诊断肝癌复发的关键。一般从出现AFP阳性至影像学检查出占位性病变约需3个月时间，因此，复查时间应在3个月内为宜。肿瘤切除后，一般AFP会呈阴性，如再度出现AFP异常升高，高度提示肝癌复发或转移可能。如果AFP呈低水平可检查AFP异质体；对于AFP阴性的肝癌，可定期复查α_1-抗胰蛋白酶、醛缩酶同工酶A、α-L-岩藻糖苷酶和异常凝血酶原等改变。如果各项指标仍有疑问，必要时也可进一步行CT、磁共振和数字减影血管造影等检查以明确诊断。

四、复发性肝癌的治疗问题

肝癌术后复发的治疗应根据患者的具体情况而定。过去及现在许多专家都认为，手术仍是首选方案。一般来说，如果单个病灶、患者肝功能代偿良好、本人有强的手术切除意愿者可以考虑手术切除；然而，在许多情况下手术并不是最佳选择。首先，我国的肝癌患者大多伴有肝硬化或是在肝硬化的基础上发生的肝癌，本身肝功能处于失代偿期，即使代偿期的肝癌并肝硬化患者在手术切除后很有可能会失代偿，原因是手术切除会切掉部分正常的肝细胞，而这些肝细胞可能对患者来说是维持肝功能至关重要的；其次，手术切除需要全身麻醉、手术过程中创伤较大、出血较多等，许多患者尤其是老年患者可能无法承受；最后，肝癌是高复发的癌症，大多数肝癌的复发并不是因为原来手术切除不干净所致，而是其他处发生的新肿瘤。由此可见，手术切除并不能解决长期、多次复发的问题。因此，有理由可以偿试一些类似于手术切除、方法较简单、创伤性不大、可以多次重复的方法，如伽玛刀、肝动脉介入栓塞化疗、无水酒精注射及射频消融等疗法，在临床上也可收到良好的效果。我们应用伽玛刀技术治疗复发性肝癌100多例，部分病例每年重复治疗1～2次，生存期仍达5年以上。患者无明显痛苦，绝大多数患者，甚至80岁老年人均较容易接受。

五、如何预防肝癌的复发

肝癌的复发几乎是必然的，但关键是要尽可能延迟复发。预防复发的措施应是综合性的，主要措施有：①手术切除时尽可能切净肝癌（切除范围在肝包膜2cm 以外），手术者动作要轻柔，避免动作过大或损伤而使肿瘤扩散或发生种植性转移；并且，术中可采用化学药物如氟脲嘧啶注射及冲洗，以杀灭残余癌细胞；②抗肝硬化治疗。肝硬化患者极易发生肝癌及复发；③提高机体免疫力，尤其是细胞免疫功能。如免疫功能强大，则可及时杀伤突变的癌细胞或阻止癌细胞的扩散。如细胞因子、香菇多糖、胸腺肽、免疫细胞（DC-CIK细胞）等；④抗乙肝病毒或丙肝病毒治疗。我国肝癌大多发生在慢性乙肝或丙肝的基础上，整合型HBV DNA（cccDNA）是发生肝癌的重要原因。实验证明，规范的抗病毒治疗可大大减少原发性肝癌的发生。目前，最有效的抗乙肝病毒药为α干扰素（普通干扰素和聚乙二醇干扰素）和核苷（酸）类似物（如拉米夫定、阿德福韦酯、替比夫定、恩替卡韦和替诺福韦）；⑤中医中药能增强体质，提高免疫力和清热解毒排毒，达到延年益寿的目的。

第十三章 原发性肝癌的预后问题

第一节 原发性肝癌的自然病程

一般来说，原发性肝癌从AFP升高到死亡的自然病程约2 年或更长时间，然而，其中又差不多有20个月的时间处于无症状早中期阶段，一旦出现症状体征后的存活时间可能不足6个月了。根据患者在临床上所处的状况，我们将肝癌分为4个阶段。

1.肝癌发生期　此期是指肝细胞从出现癌前病变到亚临床期肝癌阶段。这个阶段持续时间约10个月左右。患者无任何临床症状和体征，即使B超、CT或MRI等多种影像学检查也难以发现肝癌的存在（肝癌直径常<0.5cm），但部分患者可出现血清AFP升高情况。因此，需要定期进行肝功能、AFP等检查，及时发现癌前病变苗头，及时进行抗病毒和护肝等治疗，许多病例可得到有效控制。

2.亚临床期肝癌　此期是指从肝癌灶能被影像学检查发现至出现症状体征之前。患者仍无临床症状和体征，或存在非特异性症状如乏力、食欲减退、肝区隐痛不适、工作效率下降等，大多数患者被误诊为慢性肝炎、肝硬化、慢性胃炎、神经官能症等疾病，但如进行如B超、CT或MRI等影像学检查一般均可发现肝癌病灶的存在（肝癌病灶常>0.5～1.0cm），尤其是经验较丰富的影像学专家诊断更有把握。此期持续时间约为10个月左右。此期若能及时诊断和手术切除或类似手术切除治疗，其5年生存率可达60%～70%。然而，遗憾的是，此期患者能被诊断者不足20%。关键是思想上要高度重视，尤其是高危人群应至少每半年全面体检一次。

3.中期肝癌　此期是指从出现肝癌的症状和体征到出现黄疸、腹水或远处转移时。大部分患者都是在出现有肝癌的症状及体征后才到医院去检查，然后被确诊。但仍有许多患者被误诊，或自行服用“止胃痛药”等，偶也可使疼痛减轻。此期持续时间约4个月左右。此期如能被及时诊断和科学合理治疗，仍可明显延长生存期。

4.晚期肝癌　此期是指从出现黄疸、腹水或远处转移开始到死亡这段时间，一般持续约2个月左右。令人遗憾的是，我国许多肝癌患者尤其是农村边远地区的肝癌患者大多数一经发现或确诊，就均属于晚期了，给治疗方式的选择带来很大的困难，但临床也发现，只要采取合适得当的治疗，许多晚期患者也能较长时间存活。

第二节　影响原发性肝癌预后的因素

原发性肝癌的预后普遍比许多其他癌症要差，但同样的肝癌患者，他们的预后也有一些差别，而这些差别的形成与许多因素有关。

1.肝癌病期的早晚　一般来说，早期肝癌（直径<3cm）无器官侵犯者，术后5年存活率可达60%～100%；已有明显症状或晚期者术后5年存活率不足20%。

2.治疗方法的选择　早期小肝癌最好行肝叶切除或类似的根治手术，有望达到根治；术后年复发率一般30%～50%。因此，控制或减少术后复发非常重要。一般说来，综合治疗的疗效比单一疗效要好，通常采用根治术、放疗、肝动脉栓塞化疗、微波消融、生物治疗和中医中药等2～3种可行的综合治疗措施；另外，对无淋巴结转移的肝癌患者行肝移植术后，5年存活率可达60%以上，有转移者5年存活率仅15%。

3.个体的免疫状况　免疫细胞如T细胞、淋巴因子激活细胞（LAK）、自然杀伤细胞（NK）等功能状态的好坏与肿瘤的预后密切相关。一般免疫功能正常者，预后较好；反之，预后则较差。

4.肝功能的代偿情况　我国原发性肝癌患者约70%合并有肝硬化，另约10%～20%伴慢性活动性乙型肝炎。肝功能状态好者，常可耐受根治术、介入栓塞化疗、放疗等治疗；肝功能状况较差者，如伴腹水、低蛋白血症、黄疸者，即使为小肝癌，也预后较差。据报道，血清胆红素＞34.2mmol/L者，无一例生存1年。伴失代偿期肝硬化时，肝癌早期即可能死于肝功能衰竭。因此，发现肝癌时原有肝病越重，治疗效果越差，病死率越高。癌前期细胞的恶化转化所产生的转肽酶（γ-GT）和碱性磷酸酶（ALP）明显升高者，术后复发率高。AFP1000μg/L者，1年存活率为100%；AFP＜5000μg/L者，1年存活率为75%；AFP＞5000μg/L，1年存活率为51.3%。

5.肝癌病理与预后　一般认为，癌肿小者，生存率高。癌的面积＞10cm，1年生存率为37.5%；癌的面积＜10cm，1年生存率为63.2%。癌的分化程度低者，恶性程度高，容易发生转移现象，导致短期内死亡。单一小肝癌较多发癌结节者5年存活率高10倍。生长速度快，门静脉内已有癌栓形成者，5年存活率为4.8%，无癌栓形成者存活率为50%。肿瘤生长不规则，外无包膜者均提示预后不良，即使手术效果也不会很好。病理上肿瘤为透明细胞癌、纤维板层型癌生长较慢，癌包膜完整，或癌纤维组织量多，在一定程度上限制了癌转移和扩散，预后好。

第十四章 伽玛刀治疗原发性肝癌的护理

第一节　原发性肝癌的临床护理

1.一般护理　(1)热情接待患者，做好入院宣教工作，消除患者恐惧心理，使患者产生信任感，能积极配合治疗。(2)注意休息，减少活动量，以减轻肝脏负荷。(3)保证蛋白质摄入，进食适量的脂肪和高维生素食物。(4)对有腹水者，要限制盐的摄入，每日3～5g；对有肝昏迷先兆和肝昏迷者，要暂时停止蛋白质的摄入，摄入糖为主。(5)保证床单位的整洁平整，定时翻身；消瘦者每日用红花乙醇按摩骨突处，以防止褥疮。(6)对肝昏迷者和不能进食者做好口腔护理。

2.病情观察　(1)观察生命体征变化以及意识状态，以及时发现病情变化。(2)观察肝区疼痛的性质、持续时间、有无放射等。(3)放化疗术后，应密切观察各种副作用的发生，做好对症处理。

3.对症护理　(1)肝区疼痛者，按三级止痛法给予镇痛剂，做好心理护理，做好缓解疼痛的卫生宣教。(2)对食欲不振者应经常更换饮食花样，少食多餐。上消化道出血者活动期应禁食。(3)腹胀并伴有腹水者，应取半卧位，保持床位整洁，定时翻身，防止褥疮。

4.健康指导　(1)积极戒烟，戒酒。烟草中有多种致癌物质；长期饮酒过度，可加重肝脏负担，对疾病康复有害。(2)解除患者思想负担，鼓励患者积极参加文娱活动，生活有规律。在病情得到缓解后，应参加力所能及的工作，消除“不治之症”的影响，维持机体正常功能。但在代偿功能减退并发感染的情况下必须绝对卧床休息。（3）注意个人卫生，及时更换污染的被服衣物，保持环境清洁，通风良好。经常修剪指甲，防止抓伤皮肤造成感染。避免碰撞和挤压水肿部位的皮肤。（4）积极预防褥疮，卧床患者每2小时更换一次体位。腹水合并肢体水肿者，应正确掌握记录出入量和测量腹围的方法。（5）饮食调理，特别是康复期和放疗过程中，一定要注意饮食调护，以利康复。进高热量、高蛋白、高维生素、低脂肪饮食，有水肿者不可食咸肉、泡菜，有肝硬化者禁食硬、热、刺激性食物。

第二节　原发性肝癌的放疗护理

（一）放疗前的护理

1.*做好各项工作*　做好心理护理，做好解释工作。

2.*指导患者保护好放疗照射野皮肤的方法*　（1）保持照光野皮肤清洁，防止感染，有汗液时应用温水和软毛巾轻拭，勿用力擦拭。（2）避免对照光野皮肤的机械刺激，嘱患者穿宽松柔软的衣服，以免损伤皮肤。（3）不要在放射部位涂抹含金属的药膏或贴氧化锌胶布，以免照射时产生两次射线，加重皮肤反应。（4）不可用手抠剥干燥、脱落的痂皮，以免损伤皮肤而难以愈合。

（二）放疗过程中的护理

1.*照射前*　照光前、后半小时嘱患者尽量不要进食，以免产生厌食。

2.照射不清晰时 照射线不清晰应及时请主管医生重画，不可自行补画。

3.照射时 照射时不要随意移动位置，以免照射在正常组织上。

4.照射后 每次照后应静卧30～60min，以减轻放射反应。

5.饮水 多饮水，每日饮水2000～4000ml，以利于毒素排出。

6.饮食 饮食宜高热量、高蛋白、高维生素、易消化的食物，同时保持口腔清洁，饭后漱口，减轻口腔黏膜反应。

（三）放疗后的护理

放射后主要是皮肤反应护理和骨髓抑制护理。

1.皮肤反应护理 （1）放射治疗5～6次后皮肤可发红，有刺痒感，放射10天后皮肤色素沉着，3周后可出现干性脱皮。护理方法：局部用药，扑1%冰片滑石粉。（2）皮肤高度水肿，充血，水泡形成，可糜烂渗液。处理方法：对皮肤无破溃者可暴露创面，外涂2%硼酸软膏或康复软膏；如皮肤出现水泡及破溃者，可用硼酸软膏包扎1～2天后，用暴露疗法。（3）6周内皮肤吸收量＞75Gy时，皮肤局部溃疡形成坏死，常规治疗不应该出现此种反应。处理方法：清理伤口，去除坏死组织，伤口换药。

2.骨髓抑制护理 （1）定期复查血常规，白细胞低于3×10^9/L时，应报告医生，暂停放疗，对症处理。（2）白细胞低于1×10^9/L时，应采取保护性隔离，住单人病房，每日用紫外线照射2次，每次半小时，出入病房戴口罩、帽子，保持衣裤清洁，限制探视人员。

第三节　原发性肝癌的家庭护理

肝癌患者治疗复杂，治疗中需要休息一段时间，无需住院，患者回家调养，既可减少经济花费，又可提高病床周转率。家庭护理是护理的一个组成部分，对患者实施非住院护理的方法。家庭护理与临床护理从形式上和护理质量上有一定的差异，从患者的角度看，患者会产生亲切感和信任感，产生相互支持，相互依赖的情感，提高患者的生存质量。家庭护理需要在医生、护士与家属共同协商后，在家属的参与下完成。主要特征是：强调社区护士的支持和教育作用，护理人员通过家庭访视或电话随访护理活动，由家属直接参与拟定护理计划与实施护理措施，训练家属学会一些基础护理技术，注重家属的心理变化及对家属的安抚。

（一）家庭护理的内容

1.**心理护理**　从心理上给患者安慰，肝癌患者急躁易怒，家属应谅解忍让。

2.**居住环境**　保持清洁舒适，房间对流通风。

3.**基础护理**　应做到“六洁”（口腔、脸、头发、手足皮肤、会阴、床单位清洁）、“五防”（防褥疮、防直立性低血压、防呼吸系统感染、防交叉感染、防泌尿系统感染）、“三无”（无粪、无坠床、无烫伤）、“一管理”（膳食管理）。

4**用药安全**　遵医嘱按时、按量用药，做好药品保管。

5.**健康教育**　指导患者自我护理，纠正不良的生活习惯，不吸烟，不喝酒，提高自我护理能力，避免有害的应激源造成的不良影响，协助其维持身心平衡。

6.**精神护理**　鼓励患者参与正常人的生活，参加轻松的工作，适量的学习，在工作和学习中重新确立自己的生存价值。

（二）常见症状的家庭护理

1.发热　引起发热的原因有很多，肝癌患者发热主要是癌性发热，感染以及药物性发热。处理措施有：（1）肛塞消炎痛（吲哚美辛）栓。（2）多喝开水。（3）如发热过高可用冰袋冰敷，温水擦浴。（4）注意保暖，勤换衣裤，保持衣物的干燥清洁。（5）如高热持续不退，应与医生取得联系。

2.便秘　肝癌患者便秘是由于长期卧床，或服用利尿剂，或情绪因素，膳食中的粗纤维含量过少，饮水过少引起的。处理措施有：（1）养成定时上厕所的习惯。（2）用开塞露肛塞剂或开塞露灌肠剂，勿用力排便。（3）多饮开水。（4）膳食中有足量的粗纤维食物。（5）在病情允许的情况下适当运动。

第四节　原发性肝癌的心理护理

肝癌患者不仅有一般患者的心理如焦虑、恐惧、孤独感、角色退化等，还具有肿瘤患者的特殊心理，根据不同的年龄、性别、文化层次，表现又各不相同。且肝癌患者急躁易怒，容易因治疗不力而丧失信心，因此护士在护理患者的过程中，应特别重视患者的心理护理。

一、肝癌患者的心理表现及护理对策

1.怀疑心理　患者一旦知道自己得了癌症，坐立不安，多方

求证，心情紧张，猜疑不定。因此，医务人员应言行谨慎，要探明患者的询问目的，科学而委婉地回答患者所提的问题，不可直言，减轻患者受打击的程度，以免患者对治疗失去信心。

2.恐惧心理　患者确切知道自己患有癌症，常表现为害怕、绝望，失去生的希望，牵挂亲人。护士应同情患者，给予安慰，鼓励患者积极接受治疗，以免耽误病情，并强调心理对病情的作用，鼓励患者以积极的心态接受治疗。

3.悲观心理　患者证实自己患癌症时，会产生悲观、失望情绪，表现为失望多于期待，抑郁不乐，落落寡欢。此时护士应给予关怀，说明疾病正在得到治疗，同时强调心情舒畅有利于疾病预后。

4.认可心理　患者经过一段时间后，开始接受自己患有此病的事实，心情渐平稳，愿意接受治疗，并寄希望于治疗。护士应及时应用“暗示”疗法，宣传治疗的意义，排除对治疗的不利因素，如社会因素、家庭因素等。

5.失望或乐观心理　因为各人的体质和适应程度都不一样，治疗效果也不尽相同，有的患者病情得到控制，善于调适自己的心情，同时生活在和谐感情的环境中，患者长期处于一种乐观状态。有的逐渐恶化，治疗反应大，经济负担重，体力难支，精神萎靡，消极的等待死亡。护士对消极患者要分析原因，做好心理安慰，及时调整患者心态，做好生活指导；对于乐观的患者，要做好康复指导，留心观察心理变化，以便及时发现问题及时解决。

二、护士心理护理时的注意事项

护士也要有娴熟的护理技术和良好的心理品质，使患者感到心理满足，情绪愉快。护士要富有同情心，冷静热情，耐心和果断，有敏锐的观察力，对于不同年龄、不同性格和地位的患者应一律平等，公平公正，取得患者的信赖建立良好的护患关系，善于谅解患者的过失，不与患者顶撞，宽宏大量。在言语上，护士应亲切耐心，关怀和体谅，语气温和，交谈时要认真倾听，不随意打断，并注意观察病情，了解思想，接受合理建议。在交谈过程中，要注意保护性语言，对患者的诊断、治疗及预后，要严谨，要有科学根据，切不可主观臆断，胡乱猜想。

第五节　原发性肝癌的饮食护理

原发性肝癌患者的饮食调节非常重要，一方面，要让患者有充足的营养和体力战胜疾病；另一方面，在饮食护理过程中也要科学合理。

（一）原发性肝癌患者如何选择食物

（1）糖类食物可选用如大米、面食、蜂蜜、蜂王浆、蔗糖等食品。

（2）蛋白质类食物可选用优质蛋白质如瘦肉、蛋类、豆类、奶类等。

（3）维生素（如维生素A、维生素C、维生素E、维生素K等）有一定辅助抗肿瘤作用，可酌情食用如动物肝脏、胡萝卜、菜花、黄花菜、白菜、无花果、大枣、萝卜、南瓜、竹笋、芦笋、苹果、乌梅、猕猴桃等。

（4）无机盐类（矿物质）食物的选择。无机盐分为两类：常量元素如钙、钠、钾、磷、铁等；微量元素，如硒、锌、碘、铜、锰、锗等。科学家发现，硒、镁、铜、镁、铁等矿物质具有抗癌作用，因此，可选食如大蒜、香菇、芦笋、玉米、海藻、海带、紫菜、蛤、海鱼、蛋黄、糙米、豆类、全麦面、坚果、南瓜、大白菜、大头菜和动物肝、肾以及人参、枸杞子、山药、灵芝等。

（5）肝癌患者多有食欲减退、恶心、腹胀等症状，故可选用如酸梅汤、鲜橘汁、果汁、姜糖水、面条汤、新鲜小米粥以及杏仁露、藕粉、玉米糊、金橘饼、山楂糕等。

（6）肝癌术后及化疗、放疗后多因伤及气血而致全身乏力、四肢酸软、纳差自汗，可选用益气养血食物如鲫鱼汤、乌鸡汤、人参茶、桂圆、银耳、甲鱼等。忌食坚硬生冷食物。

（7）肝癌晚期患者因全身衰竭状态，可选用如西洋参、高丽参或白人参泡水饮。

（二）饮食护理中的注意事项

（1）要注意平衡饮食　因肝癌患者消耗较大，体重减轻，因此，要注意保持平衡膳食，尽量给予高蛋白、高热量、高维生素、低脂肪以及鲜绿叶蔬菜较多的食物。

（2）食物要多样化，注意不同食物的搭配，做到色香味俱全，以利增进食欲。

（3）食物以易消化的软食为主，忌坚硬、辛辣之品，少食煎炸食品，进食切勿过凉、过热、过饱。忌食重油肥腻。少量多餐，避免有刺激性及植物纤维素多的食物，因肝癌多伴有肝硬化，以防发生食管或胃底静脉破裂出血。

（4）患者出现发热及腹泻时应及时补充水和盐分。

（5）呕吐频繁者应暂时禁食，以免食物对胃产生刺激，增加呕吐次数，消耗体力。

（6）对肝癌伴腹水者应限制钠盐的摄入，给予低盐或无盐的饮食。

（7）对肝癌晚期伴肝昏迷前期或已出现肝昏迷者应给予低蛋白饮食，每日蛋白质总量以20～40克为宜，以免过多进食蛋白质诱发肝性脑病。尽量选用生理价值高的动物性蛋白质如乳、蛋、瘦肉等。

第六节　原发性肝癌的症状护理

一、疼痛护理

肝区疼痛是肝癌患者最常见、最典型的症状，一般呈慢性持续闷痛，伴有恶心、食欲不振、全身乏力等，主要由癌灶压迫正常的组织引起，常可放射至右肩或背部。肝破裂时，肝包膜下出血或血液穿过肝包膜进入腹壁，可出现剧烈的肝区痛，伴上腹压痛、肌紧张等腹膜刺激征。

（一）肝区疼痛对患者的影响

1.身体的影响　疼痛会导致患者相继出现很多问题，例如睡眠型态紊乱、食欲受限制、恶心、呕吐。对其日常生活的质量及人际关系亦有影响：疼痛的程度愈高，愈会影响其生活质量和满意程度，60%～65%的侵袭性疼痛患者主诉疼痛会影响其睡眠。

2.心理的影响　对于癌症患者而言，其疼痛经验中，精神心理上的影响是重要的。很多癌症患者会将疼痛与死亡联系，并经常发生失落、挫败等感受。肝癌患者的焦虑和害怕，主要是由于与家人和朋友的分离、失去工作和生活目标及疾病和其他事件影响的结果，并且会丧失自尊、自我控制力。

3.社会层面的影响　对于不可控制的疼痛，社会层面的影响亦是相当重要的，在许多的肝癌患者中，疼痛成为他们及家属生活的焦点。患者因疼痛所呈现的身体外观和行为的改变将会导致家属情绪上的压力和痛苦，反过来又加重患者的痛苦和疼痛，有些患者会因为严重而难以处理的疼痛而丧失勇气自暴自弃，甚至企图自杀。

（二）护理措施

1.观察患者疼痛情况　如疼痛的性质、持续时间及患者所能够忍受的范围。

2.观察患者的伴随症状　有无恶心、呕吐等。

3.按三级止痛的方法应用止痛剂　第一阶段从阿片类镇痛剂开始，如阿司匹林、强痛定（布桂嗪）、平痛新（奈福泮）、消炎痛（吲哚美辛）栓等。若不能缓解，在此基础上，加强阿片类镇痛剂，如可待因、丙氧酚等；若疼痛剧烈，则可用强阿片类镇痛剂，如杜冷丁（哌替啶）、美施康定等，现在又有一种新贴剂多瑞吉，镇痛效果可达到72小时。

4.观察患者生命体征的变化　一旦出现剧烈疼痛和腹膜刺激征，应警惕肝破裂，立即报告医生，做好抢救准备。

5.指导患者减轻疼痛的方法　（1）疼痛时尽量深呼吸，以胸式呼吸为主，减轻腹部压力刺激。（2）取舒适的体位。患侧卧位及半卧位，可减轻腹壁紧张，减轻疼痛。（3）局部轻轻按摩，不可用力，否则易致肿块破裂或扩散。（4）饮食应选清淡、高蛋白、低脂、无刺激的易消化食物，不宜过饱，少量多餐。（5）保持情绪稳定，焦虑的情绪易引起疼痛加深。（6）转移注意力，可看些小说、漫画分散注意力。

二、压疮护理

肝癌患者长期卧床，消瘦，全身乏力，易导致褥疮的发生。造成褥疮发生的原因有：①局部的压力摩擦及侧移；②局部组织缺血坏死；③局部潮湿，受排泄物刺激；④摄入营养不足。褥疮的出现按时间先后主要表现为淤血红润，红疹，水泡，破溃，局部组织坏死，甚至溃烂，最后侵袭肌膜、肌肉、骨骼等深层组织。一旦发生褥疮，不仅给患者增加痛苦，加重病情，延长病程，严重时可因继发感染引起败血症而危及生命。因此，必须加强基础护理，杜绝褥疮的发生。褥疮的有无是判断护理质量好坏的重要标准之一。护理措施包括：

1.预防褥疮　（1）促使患者活动或移动。不能移动的患者，协助其翻身，每2小时1次；稍能活动的患者鼓励在床上活动，或在家属帮助下进行肢体锻炼。（2）指导患者正确的翻身方法，勿拖动，以免摩擦使皮肤破损。（3）久卧或久坐时，应在骨突处置小垫，以防局部受压，可用纱布垫架空脚跟。（4）每天用红花乙醇按摩骨突处，预防褥疮的发生。（5）保护皮肤清洁，每天用温水拭净皮肤，对被排泄物和汗液弄脏的衣服应及时更换。皮肤干燥者可用滋润霜涂擦。（6）必要时可用水垫或气垫床。（7）给予充足的营养。给予高蛋白、高热量饮食，不能进食者可用鼻饲法或静脉外营养。

2.促使褥疮愈合

（1）Ⅰ期褥疮：用红花乙醇按摩局部皮肤，每天2次。应用气垫架空淤血部位，避免局部再受压，指导患者在床上进行肢体锻炼。

（2）Ⅱ期褥疮：用红汞涂在擦破溃处，以收敛皮肤，促进局部皮肤愈合，或用鸡蛋膜覆盖破溃处。有水泡者用无菌针筒抽吸水泡内液体，消毒针眼处并用无菌纱布覆盖。

（3）Ⅲ、Ⅳ期褥疮：应伤口换药。选择合适的敷料盖住伤口，在伤口处直接加压，以免患者出血不止（肝癌患者凝血功能差）。每日用油性抗生素伤口换药，并观察伤口愈合情况，如一星期内无好转可做伤口细菌培养，以寻找敏感抗生素。

三、静脉炎护理

引起静脉炎的原因很多。静脉炎的种类有化学性静脉炎、机械性静脉炎、细菌性静脉炎、血栓性静脉炎等。根据临床症状可分为3级：Ⅰ级：局部疼痛、红肿或水肿无可触及的静脉索条。Ⅱ级：局部疼痛、红肿或水肿，有可见线条，无可触及的静脉索条。Ⅲ级：局部疼痛、红肿或水肿，有可见线条，有可触及的静脉索条。肝癌患者的静脉炎主要是化疗药物刺激引起的化学性静脉炎。

静脉炎的预防与护理措施如下。（1）选择血管，有计划地交替使用静脉，尽量从远端开始选择血管，不盲目操作，以减轻患者的痛苦，保护血管。（2）防止药液渗漏，固定针头，以防止针头滑出；输注刺激性大或对组织有损害的药液，应先输入一些生理盐水。（3）对于刺激性大的药物，要注意药物的浓度，需按常规稀释并充分摇匀。（4）必要时使用静脉留置针，减少对血管的刺激和破坏。（5）对浅静脉炎可用热毛巾热敷。（6）对Ⅲ级静脉炎可用优琐溶液湿敷，破溃者用凡士林纱布换药。

四、口腔护理

造成口腔溃疡的因素主要有：中性粒细胞减少、药物、放射线治疗及其他危险因素。一般促进口腔卫生的方法有：（1）保持口腔清洁湿润，多饮水，鼓励患者适当地摄取蛋白质及维生素B、维生素C以维持良好的营养状态。（2）每日用软毛牙刷刷牙，动作宜轻柔，勿损伤口腔黏膜。（3）口腔溃疡者，可用口溃合剂涂擦溃疡表面，促进溃疡愈合。或用洗必泰漱口液漱口，以防口腔感染。（4）不食刺激性食物，以减轻症状。饮食以温凉软食或流质为主，以免刺激溃疡面产生疼痛。（5）对昏迷患者每日口腔护理2次，保持口腔清洁。（6）督促咯血患者及时清除口腔内积血，用温水漱口。

五、感染的护理

在肝癌患者的感染处理中，护理人员主要是预防感染，通过全面的患者评估以早期预测感染，安全地给药，检测感染治疗药物的疗效及处理治疗药物的不良反应等。

1.预防　每日测量体温，彻底洗手，维持适当的休息，摄取含维生素C、高热量、高蛋白的饮食；避免接触有传染性疾病的工作人员和访客，避免接触污水，病房内避免放置鲜花植物等；使用温和肥皂每天洗澡维护皮肤的完整性，指甲及脚趾甲应剪平，避免测量肛温，预防便秘。

2.早期检测　护理人员应全面地评估及察看易发生感染的部位，肺部是最常感染的地方，泌尿道、皮肤伤口、静脉或导管插入处、会阴及肛门、咽部及口腔次之，所有的观察均需记录。

3.发生感染时的护理措施　感染的疑似症状：（1）体温突然下降或上升1℃；（2）颤抖、心动过速及呼吸加快；（3）轻微的低血压；（4）初期皮肤温热、潮红；当病情变化时，周围血循环缺氧出现四肢冰凉、湿冷；（5）少尿；（6）恶心及无法解释的腹痛或触痛；（7）躁动、不安、意识错乱、头痛、嗜睡或不正常的欣快感。

若发生上述的症状和体征，应进行血液培养，尿液、痰液等培养，培养后，遵医嘱给予静脉广谱抗菌药。遵医嘱及按时间注射抗生素以有效维持血药浓度，并监测抗生素不良反应的发生。

六、消化道出血的护理

上消化道出血是肝癌最常见的并发症，占肝癌死亡原因的15%。肝癌患者出现上消化道出血的原因有：肝硬化或门静脉、肝静脉瘤栓引起门静脉高压；化疗药物对胃黏膜的损害，胃黏膜糜烂合并凝血机制障碍和门静脉高压引起消化道黏膜水肿等综合因素造成的。血管一旦破裂，则出现呕血和黑粪，重者因大出血引起休克和肝性脑病，危及生命。

1.观察病情　观察生命体征的变化。大出血时，观察患者的神志，末梢循环，尿量，呕血及便血的量、色、质等，有无头昏、心悸、出冷汗等休克表现，并做好记录。

2.心理护理　安慰患者，消除紧张恐惧心理，解释病情，减轻患者的思想负担，使患者对出血有正确的认识。

3.出血期的护理　（1）绝对卧床休息至出血停止。（2）耐心细致地做好解释工作，消除紧张恐惧心理，指导患者放松的技巧。（3）迅速建立静脉通路，尽快补充血容量，对大出血者应及时配血备血，必要时行三腔二囊管压迫止血。（4）可用冰盐水（去甲肾上腺素8mg+生理盐水100ml）分次口服或由胃管注入。（5）及时更换污染被服和衣物，避免不良刺激。（6）呕血者应取合适体位，半卧位或侧卧位，头偏向一侧，以防误吸，及时清理口腔积血，以免引起窒息及口腔感染。（7）使用特殊药物如善得定（奥曲肽）、施他宁、垂体后叶素等，应严格掌握静脉滴注的速度，并注意观察其副作用。

4.生活护理　（1）做好口腔护理，保持口腔清洁。（2）定时翻身，以防褥疮。保持床位整洁干燥，便血频繁者保持臀部清洁干燥，以防湿疹。（3）饮食护理：出血期间应禁食；出血停止后给予温凉的流质饮食，以后渐更改为半流质、软食等。（4）保持大便通畅，对出血3天仍未解大便者，可用生理盐水低位灌肠，清除肠内积血。

5.做好卫生宣教　避免进食对胃刺激的食物，注意饮食卫生，以免诱发出血，注意休息，劳逸结合，保持乐观情绪，正确对待疾病。

七、腹水的护理

腹水形成的压力常使临近的器官产生不适和活动受限的感觉。腹腔可容纳几升的腹水，这些腹水造成患者身体及心理的改变、食欲缺乏、容易有饱食感、呼吸困难、走路或行动困难。

目前已有多种方法来控制腹水的发生，但至今为止尚未有最理想的处理方式。护理的处置着重在于维持患者的舒适、体液与电解质的平衡，以及早期发现并发症。

1.饮食与利尿剂的控制 处理一般的腹水，低钠饮食和利尿剂的使用是最重要的处理方法，但对于肝癌引起的恶性腹水并不能有效的控制。

2.排除腹水

（1）腹腔穿刺术：通常用于患者有大量的腹水且已产生症状时。注意一次放液一般不＞3000ml，以免诱发肝性脑病和电解质紊乱。术中应密切观察患者有无头晕、心悸、恶心、气短、脉搏增快及面色苍白等，如有不适应立即停止操作并处理。

（2）腹水超滤浓缩回输术：腹水超滤浓缩回输术是利用分子筛选技术有效滤出大量液体，同时保留了腹水中的蛋白及免疫活性物质，可迅速缓解患者腹胀，呼吸困难等症状，常用于治疗各种原因引起的顽固性腹水。术前要向患者说明腹水回输的目的及意义，介绍操作方法，减轻患者恐惧心理，取得配合，嘱患者术前排尿，进食低盐，低脂肪，高维生素，高热量，优质蛋白饮食。术中要监测生命体征，测腹围，体重。术中监测生命体征，认真倾听患者主诉，如有不适及时处理。术后密切观察伤口有无渗血、渗液，有无感染。

3.腹腔静脉分流术 通常用于患者已采用其他治疗方法都失败后。若分流管功能良好，患者通常可以很好地控制症状，但导管的留置也可能产生并发症，例如管路发生阻塞、弥漫性血管内凝血或肺栓塞等。

第七节　原发性肝癌的临终护理

临终关怀是在患者将要逝世前的几个星期甚至几个月的时间内，减轻其疾病的症状、延缓疾病发展的医疗护理。临终关怀不追求猛烈的、可能给患者增添痛苦的，或无意义的治疗，但要求医务人员以熟练的业务和良好的服务来控制患者的症状。其目的是使临终患者的生存质量得以提高，能够舒适、无痛苦、有尊严地走完人生的最后里程，并能维护家属的身心健康。

（一）临终关怀的分类

1.身关怀　透过医护人员及家属之照顾减轻病痛，再配合天然健康饮食提升身体能量。

2.心关怀　透过理念之建立减轻恐惧、不安、焦虑、埋怨、牵挂等心理，令其安心、宽心，并对未来世界（指死后）充满希望及信心。

3.道业关怀（或灵性关怀）　回顾人生寻求生命意义或多半透过宗教学说及方式建立生命价值观，如永生、升天堂、往西方极乐世界等。

（二）临终患者的心理变化

1.否认期　患者得知自己病重将面临死亡，其心理反应是“不，不是我或不可能”。以此极力否认、拒绝接受事实。

2.愤怒期　当病情加重，关于自身疾病的不好消息被证实了以后，随之而来的心理反应就是气愤、暴怒和嫉妒，愤怒是急性焦虑的表现。其心理反应是“为什么是我，这不公平”，表现对什么事都不合意、不满足，通过斥责身边的人来表示不满。

3.协议期 患者愤怒的心理消失，开始接受临终的事实。患者出现“请让我好起来，我一定……”的心理，认为许愿或做善事能扭转死亡的命运，或者对过去所做的错事后悔等，能配合治疗。

4.抑郁期 当患者身体状况日益恶化，协商无法阻止死亡来临，产生强烈的失落，出现悲伤、退缩、情绪低落、沉默、哭泣甚至自杀的想法。

5.接受期 是临终的最后阶段。在一切努力、挣扎过后，患者认为自己已经尽力了，完成了人生的重要里程，变得平静，产生“是的，是我，我已经准备好了”的心理。

（三）临终关怀的做法

临终关怀体现了人道主义精神，是一种“特殊服务”，其宗旨包括以下几个方面：

1.以照料为中心 对临终患者来讲，治愈希望已变得十分渺茫，而最需要的是身体舒适、控制疼痛、生活护理和心理支持，因此，目标以由治疗为主转为对症处理和护理照顾为主。

2.维护人的尊严 患者尽管处于临终阶段，但个人尊严不应该因生命活力降低而递减，个人权利也不可因身体衰竭而被剥夺，只要未进入昏迷阶段，仍具有思想和感情，医护人员应维护和支持其个人权利；如保留个人隐私和自己的生活方式，参与医疗护理方案的制定，选择死亡方式等。

3.提高临终生活质量 有些人片面地认为临终就是等待死亡，生活已没有价值，患者也变得消沉，对周围的一切失去兴趣，其实临终也是生活，是一种特殊类型的生活，所以正确认识和尊重患者最后生活的价值，提高其生活质量是对临终患者最有效的服务。对过度绝望的患者要巧妙引导，使患者得到宣泄，医护人员切忌表现出面孔冷漠，语言生硬，操作粗鲁等，应耐心地安抚患者。

4.共同面对死亡 有生便有死，死亡和出生一样是客观世界的自然规律，是不可违背的，是每个人都要经历的事实，正是死亡才使生显得有意义。而临终患者只是比我们早些面对死亡的人，他们的现在也是我们以后要面临的。死赋予了生的意义，死是一个人的最终决断，所以，我们要珍惜生命、珍惜时间，要迎接挑战、勇敢面对。

（四）临终患者家属的护理

患者的临终过程也是家属心理应激的过程，也会经历否认期、愤怒期、协议期、抑郁期、接受期的心理反应。他们在感情上难以接受即将失去亲人的现实，在行动上四处求医以求得奇迹出现，延长亲人的生命。临终患者家属的护理重点有：

1.满足家属照顾患者的需要 医务人员要关心、理解家属的心情，尽量安排家属对临终患者的陪伴与照顾。

2.鼓励家属表达感情 与家属会谈时，提供安静、隐私的环境，鼓励家属说出自己内心的感受、遇到的困难，积极解释临终患者生理、心理变化的原因，减少家属疑虑。

3.指导家属对患者的生活照料 指导、解释、示范有关的护理技术，使其在照料亲人的过程中获得心理安慰。

4.协助维持家庭的完整性 协助家属在医院的环境中，安排日常的家庭活动，如与患者共进晚餐、看电视、下棋等。

5.提供对家属的生活关怀 对家属多关心体贴，帮助其安排陪伴期间的生活，尽量减轻其困难。

第十五章 原发性肝癌的预防

第一节　原发性肝癌的预防原则

1.**一级预防**　又称病因预防，即针对致癌因素进行预防和消除。重点是预防乙肝病毒感染。

2.**二级预防**　又称临床前期预防，即在疾病的临床前期实施对肝癌进行早期发现、早期诊断和早期治疗。

3.**三级预防**　通过对肝癌进行有效治疗，延长患者生存时间和提高生活质量。包括：①早期肝癌能接受手术切除者，积极进行手术切除。②不能手术切除者，可以接受射频消融、无水乙醇瘤内注射、肝动脉栓塞化疗、放射治疗等措施，以延长患者生存期。③对于一些晚期肝癌患者，经上述治疗措施无效或不佳者，应予积极对症治疗，如疼痛者予以有效止痛等治疗。

第二节　原发性肝癌的具体预防措施

（一）人群预防肝癌措施

1.**管好水源和饮水卫生**　据测定高度污染的地面水、加氯水和高浓度三氯甲烷水等含有大量可引起肝癌等致癌物，与其他致癌物（如HBV等）有明显协同致癌作用。事实上，通过控制水源能明显降低肝癌发病率。

2.防止霉变食物摄入 许多食物（如玉米、花生仁、花生油等）霉变后含有大量的黄曲霉毒素，有显著的致肝癌作用。这些食物即使经高温烹饪后致癌物仍可存留，因此，要把握好食品摄入关。

3.接种乙肝疫苗 在我国80%的肝癌患者乙肝病毒感染指标呈阳性；实验也证明，乙肝病毒DNA可整合到人体肝细胞DNA中并引起癌变。因此，接种乙肝疫苗，阻断HBV感染是预防原发肝癌的重要方法。

4.对高危人群预防服药 据研究肝癌高发区含硒水平较低，因此，可通过在居民中增服硒盐和硒酵母制剂有助于降低人群肝癌的发病率；此外，酌情补充维生素A、维生素C及丹参、五味子、香菇多糖、云芝多糖等对预防肝癌也有益处；此外，多饮绿茶对黄曲霉毒素和二乙基亚硝胺等的诱癌作用也有效。

5.开展卫生健康教育 积极开展卫生宣传教育，提高群体防癌意识，定期健康体检，尤其是对重点人群（如40岁以上、HBsAg阳性、有慢性肝炎或肝硬化等病史、男性、有肝癌家族史等）要每半年进行AFP、肝功能和B超等检查，以期对肝癌早期发现、早期诊断和早期根治治疗。

（二）个体预防肝癌措施

1.注意饮食和水的卫生 许多食物霉变后可引起肝癌，故凡是发霉或可能发霉的食物均不要吃；含有硝酸盐较多的酸菜、腌菜等也应少食；烧烤类食物不要食。

2.积极治疗慢性肝炎和肝硬化 据研究，慢性乙肝如不正规治疗，绝大多数患者的结局是肝硬化和肝癌，尤其是患肝硬化者其每年患肝癌的可能性达5%左右。因此，应采用科学的抗病毒治疗方案长期抑制病毒复制、防止肝炎活动和逆转肝纤维化等，最好的治疗方法是选择α干扰素和核苷类似物，应在专科医生指导下服用。

3.**养成良好的生活习惯**　如多晒太阳、常吃大蒜、戒烟、不吃或少吃烧烤食物；不饮酒或少饮酒；加强锻炼，增强体质。

第十六章 原发性肝癌的带瘤生存问题

第一节　带瘤生存的概念与可能性

一、带瘤生存的概念

带瘤生存是指肿瘤经过某些药物或方法治疗后，使肿瘤体积缩小或稳定，并达到临床症状减轻或消失、生存期延长和生活质量改善之目的。

二、带瘤生存的可能性

1.从理论上分析　从肝癌的生物学特性而言，其有快速增殖生长、较早转移扩散的“致命毒性”；而从机体的抗肿瘤能力来说，它既有先天性的，也有后天性的具有监视肿瘤细胞突变和杀灭抑制及阻止肝癌细胞生长扩散的“自卫本领”。如果“致命毒性”占优势，则机体将逐渐衰竭走向生命终点；如果“自卫本领”占优势，即使肝癌肿瘤细胞不能完全被机体所消灭，但也可使肿瘤细胞生长受到抑制，保护重要组织器官不被衰竭，从而达到与肿瘤共存、延长生命的效果。

2.从临床观察来看　虽然总体来说，肝癌患者的预后较差，其5年生存率较低，但也有许多肝癌甚至是晚期肝癌经过某些治疗后长久存活的例子，尤其是有些老年肝癌患者，肝癌肿块生长速度相对缓慢，转移也发生晚，存活时间也相对较长。

第二节　争取带瘤生存的做法

1.提高机体的免疫功能　机体的免疫功能对抗肿瘤非常重要！只要免疫功能足够强大，则人体不会发生肝癌，即使出现癌前病变细胞也会被机体的防御系统杀灭。提高机体免疫功能的方法：一是通过适当活动；二是增强营养；三是酌情选用药物，如α胸腺肽、胸腺五肽、转移因子等。

2.选择恰当的治疗方法　由于目前还没有一种药物是治疗肝癌的特效药，因此，治疗措施最好采取综合性措施较为可靠。比如，采取手术或伽玛刀等方法将病灶切除，然后，用抑制癌细胞生长的药物控制“看不见的”小癌细胞繁殖；最后再用药控制复发。但绝对不要过度治疗。临床上发现，有些肝癌晚期患者采取了放疗、微波、化疗、介入、西药和生物靶向等多种治疗方法，尽管肿瘤缩小了，但患者存活期却未见明显延长，并且，患者治疗费用较高，这样的治疗价值不大。因此，应根据患者的病情、经济条件、患者及其家属的意愿等情况进行综合考虑，选择较符合实际的治疗方案，最大限度减轻患者的痛苦。

3.中医中药维持“阴阳平衡”　肝癌的发生较为复杂，肝癌治疗的难点在于肿瘤的异质性，即一个肿块里的不同细胞群之间的生物学性质存在较大差异，也就是一个非常复杂的群体网络基因，如果想用一种药物，或针对一个基因靶点将晚期肝癌治好，基本上是不可能的。而中医中药强调机体的整体观念，并且，中药的成分也较为复杂，具有多种不同的药理作用，因此，对肝癌尤其是晚期肝癌可能有其他方法难以替代的效果，当然，目前的研究仍有较大的差距。

参考文献

1.王会峰，徐德龙.吴孟超院士中医药治疗肝癌思想初探.中医学报，2012，27（164）：35～36

2.章静，黄柳清，曾方银.原发性肝癌伴癌综合征的发生率及其临床特点.国际检验医学杂志，2011，32（9）：927

3.党亚正，张红宾，陆婉玲，等.82例巨大原发性肝癌的伽玛刀放射治疗.现代肿瘤医学，2011，19（2）：318～320

4.张晓勇.中西医结合治疗原发性肝癌49例临床观察.当代医学，2011，17（6）：163～164

5.梁永任，黄燕金，梁日光，等.肝癌根治术后联合阿德福韦酯对原发性肝癌根治术后的复发转移和生存期的影响.中国医药科学，2011，1（10）：35～36

6. 林晓田.新编肝病饮食疗法.广州：广东科技出版社，1999

7.尹明红，陆荫英，苏淑慧，等.氩氦刀冷冻消融治疗原发性肝癌术后常见并发症及防治.肿瘤防治研究，2011，38（6）：687～689

8.赵家锋，王建南，吴青松，等.干扰素治疗原发性肝癌的临床疗效观察.实用临床医药杂志，2011，15（11）：133～135

9.林小田，侯金林，吕志平.肝胆病调养与康复.广州：世界图书出版社公司，2008

10.程书钧.带瘤生存——中医肿瘤学研究的方向.中华养生保健，2011，（1）：46～47